临床麻醉技术与实用

主编 谭明韬 等

吉林科学技术出版社

图书在版编目（CIP）数据

临床麻醉技术与实用 / 谭明韬等主编. —— 长春：
吉林科学技术出版社，2022.8
ISBN 978-7-5578-9531-0

Ⅰ．①临… Ⅱ．①谭… Ⅲ．①麻醉学 Ⅳ．①R614

中国版本图书馆 CIP 数据核字(2022)第 118130 号

临床麻醉技术与实用

主　　编	谭明韬 等
出版人	宛　霞
责任编辑	赵　兵
封面设计	猎英图书
制　　版	猎英图书
幅面尺寸	185mm×260mm
开　　本	16
字　　数	160 千字
印　　张	6.625
印　　数	1-1500 册
版　　次	2022年8月第1版
印　　次	2022年8月第1次印刷

出　　版　吉林科学技术出版社
发　　行　吉林科学技术出版社
地　　址　长春市南关区福祉大路5788号出版大厦A座
邮　　编　130118
发行部电话/传真　0431-81629529　81629530　81629531
　　　　　　　　　81629532　81629533　81629534
储运部电话　0431-86059116
编辑部电话　0431-81629510
印　　刷　廊坊市印艺阁数字科技有限公司

书　　号　ISBN 978-7-5578-9531-0
定　　价　48.00 元

前　言

　　麻醉学之所以成为一门医学专业，是因为与麻醉药物和麻醉技术相关的危险程度高，麻醉学是运用麻醉的基础理论和技术来消除患者手术疼痛，保证患者安全，为手术创造良好条件的一门学科，麻醉学是临床医学中发展最快的学科之一，且继续保持着高速发展的势头。医学科技的发展，促进了麻醉学基础、麻醉药物、麻醉方法的进步，各类新型麻醉药物、麻醉方法、麻醉技术及相关器械发展迅速。同时要求麻醉科医务人员必须不断学习及丰富临床经验，掌握最新的技术方法，以更好地帮助患者减轻术中痛苦。

目 录

第一章 绪论

第一节 概述

麻醉学是研究消除手术疼痛，保证患者安全，为手术创造良好条件的一门学科。它是近代临床医学中的一门重要学科。现代麻醉学是临床医学发展最快的学科之一，其发展突破了麻醉原有的领域，包括对手术麻醉期间患者的生命活动和生理功能（如心跳、呼吸、血压和代谢）进行监测、调控和支持，已成为一门研究临床麻醉、镇痛、生命复苏及重症监测治疗的临床二级学科，是医院的一级临床科室。

一、麻醉工作的特点

（1）重要性：实践已充分证明近代麻醉学在医学中的重要作用，特别是近 20 年来近代麻醉专业的巨大发展，对医院许多业务技术建设和救治危重濒死患者起着重大作用，手术禁区的突破，外科学的长足进步和危重患者病死率的降低等成就，无一不是在麻醉学的发展下获得的。这使麻醉学发展成为临床二级学科。

（2）专业性：麻醉学是一门完全独立的专业性极强的、理论性全面的学科。它集中了基础医学、临床医学、生物工程学及多种边缘学科中有关麻醉学的基本理论和工程技术，形成麻醉学自身的理论和技术体系，成为具有多学科理论和技术的综合性学科。其发展趋势是精细的专业分工和多学科的综合统一。麻醉专业是其他学科替代不了的。然而，随着医学科学的发展，麻醉专业与其他学科专业的关系将更加密切，在实践中互相促进，共同提高。

（3）实践性：麻醉学是一门理论性很强的应用学科，更是一门实践性很强的学科。麻醉的各项专业知识和技术操作必须要过得硬。无论是麻醉操作，还是手术前、中、后患者的安全维护；无论是急救与生命复苏，还是疼痛治疗；无论是对解除患者痛苦，还是使生命起死回生等诸方面，都发挥着重要的独特作用，是其他科医师代替不了的。

（4）机动性：麻醉学与急救医学密切相关，是一门研究死亡与复苏规律的学科。在一定意义上讲，麻醉科是一个急救性科室，突发性任务多。担负着医院内外的急救和复苏任务。在医院应急任务中，均少不了麻醉科医师，且都是接到命令后立即出发的紧急急救任务。

（5）连续性：麻醉科又是医院里工作极其辛苦的科室，承担着紧张而繁重的手术麻醉任务，不分昼夜地开展平、急症手术麻醉、抢救危重患者的生命。麻醉科医师长时间不知疲倦地连续进行麻醉工作，常常是无上班和下班之分，既是无名英雄，又要担当极大的麻醉风险。

（6）被动性：麻醉工作性质被动性强。一是手术患者的病情是复杂的，对药物的耐受性也存在着个体差异。二是对于外科手术一天有多少，急症手术到底什么时候来，手术患者的思想情况等，麻醉科医师知之甚少，不好预见，给工作带来很多困难和被动性。提高责任心，加强科学性，克服盲目性；增强计划性，以变被动性为主动性，做好麻醉工作。

（7）风险性：麻醉科是医院中风险最大的科室，这是由麻醉科所承担的任务及工作性质所决定的。麻醉医师被誉为"生命的保护神"，负责着患者术中的生命安全，麻醉专业是医院的高风险专业，医疗事故及意外较多。麻醉医师要承受巨大压力，责任非常重大。无论复杂的大手术，还是简单的小手术，凡麻醉都具有危险性。因此，麻醉科医师必须加强学习，开阔思路，坚持制度，随机应变，克服各种困难；加强监测和观察，包括监测报警等新仪器的应用，控制手术患者的生命活动，以提高麻醉疗效。

二、麻醉工作的范围

麻醉学的内涵在发展中不断丰富、延伸、拓展，正向着更广泛的医学领域渗透，麻醉医师的工作已从手术室走到医院的各个科室，工作范围在不断扩大，任务日益繁重。

1．手术麻醉

（1）实施麻醉：这是麻醉科的最基本任务，消除手术疼痛，确保患者安全和手术顺利进行，以满足手术需要。

（2）围术期管理：麻醉医师的工作贯穿在手术的全过程。麻醉前访视，与受术者沟通、交流，要对患者全身情况和重要器官生理功能做出恰当评估，并尽可能加以维护和纠正，这是外科手术治疗学的重要环节，也是麻醉工作的主要内容。麻醉期间要确保麻醉效果满意、安全、无痛；麻醉恢复期要迅速让受术者脱离麻醉状态，有效地预防术后疼痛，要防治恢复期并发症。

2．管理麻醉恢复室和重症监护治疗病房（ICU）

在有条件的单位，麻醉科医师单独管理和（或）病室医师一起直接参与、共同管理麻醉恢复室和 ICU 的工作。

3．急救复苏

麻醉科是医院保障医疗安全的关键学科，麻醉科急救复苏和重症监护治疗的水平高低体现了医院的整体医疗水平。

（1）参加抢救：平时应备好急救器材（用具及仪器），由值班麻醉医师协助各临床科及门诊的各种场所中的病人进行复苏及危重患者的抢救工作，并做好麻醉抢救复苏记录。

（2）组织复苏：麻醉医师应充分利用所掌握的专业知识和技术，在各种场所的复苏抢救中发挥应有的作用。

4．麻醉治疗

（1）协助有关临床科室开展医疗活动，如应用硬膜外麻醉治疗麻痹性肠梗阻、血管神经性水肿及胃肠功能紊乱等。

（2）各种急慢性疼痛治疗，包括顽固性癌痛，可运用麻醉技术和镇痛性药相结合的方法治疗。

（3）应用麻醉技术在产房进行无痛分娩。

（4）在内镜检查、心导管检查、脑血管造影、放射介入治疗室、人工流产室及拔牙术等为病人镇静、镇痛，使患者在舒适的无痛苦的状态下进行检查、治疗。

5．其他工作

做好训练、科研等工作。

（1）按分工负责麻醉记录单的整理、登记及保管工作。

（2）麻醉机、监测仪器及药品的保管，麻醉后及时清洗麻醉用具，定期检查维修，及时更换失灵的部件，定期及时补充麻醉药品及氧气等，按规定管理。

（3）规范化住院医师培训。对毕业实习生、麻醉进修生进行培训及技术指导。

（4）协助处理体系单位的疑难麻醉工作。

（5）负责本单位的麻醉基本知识普及和麻醉技术培训，为战时麻醉工作做好准备。

（6）积极参加业务学习和科研工作，开展临床创新性临床研究等。

三、麻醉工作的程序

对每例手术患者都分配一名麻醉科医师施行麻醉，围术期麻醉工作分为三个阶段。

1. 麻醉前准备阶段

加强麻醉科医师和患者的交流，有利于提高患者对麻醉和麻醉科医师的认识及了解。了解并调整患者各器官功能，使之处于最佳状态，与手术医师共同做好患者必要的术前准备。

（1）术前会诊：主要涉及患者情况、手术特点、麻醉处理、生命复苏、呼吸管理、休克抢救、镇痛治疗及呼吸机使用等。

（2）术前访视：手术前1天到病房，全面了解病情，阅读病历，检查患者，了解手术的目的，发现对麻醉构成威胁的因素，对实验室检查项目、生理指标、器官功能等做出正确估计。

（3）特殊处理：了解患者治疗用药史及特殊病情，如过度肥胖、昏迷、休克等，应拟订相应应急防治措施，并于术前1天晚9时前向上级医师汇报。

（4）麻醉准备：认真仔细地准备并检查麻醉用药、麻醉器械、监测仪器和急救设备等。

（5）书写预案：将麻醉工作预案和术中治疗预案书写出来，贴到手术室墙上，以便沟通与实施。

（6）麻醉前知情协议书签字：有关患者潜在的麻醉安全与危险，手术的益处及可能出现的异常情况，应实事求是地向领导、上级医师或家属交代清楚。提高患者对麻醉和手术的知情权，了解麻醉医师对保障手术安全所起的重要作用；了解本次麻醉情况，包括麻醉期间难免会发生的某些特殊情况及并发症，麻醉的危险性及意外。解释清楚并取得家属和患者的理解和支持后签字。知情同意是《医疗事故处理条例》中明确规定的必须执行的医疗程序。

（7）麻醉前复查：核对患者姓名、检查麻醉前用药的实施情况；先测量体温、血压、脉搏和呼吸，若所测数值在正常范围内，方始麻醉。

2. 麻醉实施阶段

按照具体患者的麻醉工作计划和预案，正确执行麻醉操作规程，尽量减少或避免创伤，以保证麻醉效果和术中安全。

（1）执行麻醉操作规程：开放静脉，连接监测仪，检查麻醉机、氧气、吸引器、麻醉气体、气管插管盘。按计划实施麻醉诱导、穿刺、插管等操作，麻醉操作应稳、准、轻、快，严格执行麻醉操作规程。

（2）保证麻醉效果：与手术医师及手术室护士密切协作，积极为手术创造良好条件，使麻醉效果达到最佳状态，保证患者无痛、安全、安静、无记忆、无不良状态，并满足手术的特殊要求，如低温、低血压、肌肉松弛等。

（3）严密观察病情：严守岗位，不擅离职守，严密观察患者情况，掌握麻醉深浅和阻滞平面范围，持续生理监测，按要求记录呼吸、脉搏和血压等生命体征，认真记录手术步骤、患者术中反应、用药及其他特殊处理。如需要时定期检测血型、血气、电解质、血糖等。

（4）正确处理生理变化：调节和控制患者生理功能和生理活动，使其处于安全范围内，如采用人工呼吸、控制血压、体温等。必须在短时间内分析判断出各种剧烈生理变化，及时正确处理。防治并发症。

（5）做好生理支持：管理好术中输液、输血及治疗用药，维持酸碱平衡，调节输入速度及用量，保证静脉输液通畅，以便使患者更好地耐受麻醉和手术，手术主要步骤结束后，进入麻醉后期管理，逐渐减浅麻醉，使生理指标恢复到安全范围，并为术后康复创造条件。

（6）是否保留麻醉导管：手术结束后，即终止麻醉操作，让患者尽早脱离麻醉状态，根据病情考虑是否拔除或保留麻醉插管。

3．麻醉恢复阶段

待患者生理指标稳定后，安全送回病房回麻醉恢复室，随访观察和完成麻醉总结。

（1）认真交接班：决定送回时机后，亲自护送患者回病房、麻醉恢复室或 ICU，认真向病房接班医师及接班护士交代术中情况、麻醉后注意事项，并提出有关术后治疗、处理及监测建议。如继续呼吸、循环功能支持、继续进行脑保护、术后监测及术后镇痛等。

（2）随访观察：术后继续随访观察 1～3 天，协助预防和处理麻醉后有关并发症。

（3）完成麻醉总结：全部麻醉工作完成后，应做好麻醉后的总结和记录单登记、保管工作。参加有关术后讨论，对于特殊和死亡病例，组织病例讨论，总结经验教训。

四、麻醉急救与复苏

非上班时间内急诊手术麻醉及危重患者抢救，由值班麻醉科医师负责处理。随时做好急诊手术的麻醉和抢救工作。一切处置要在安全的基础上实施，如果处理有困难时，立即报告上级医师。值班期间，严守岗位，随叫随到。需麻醉医师参与急救与复苏的危重濒死患者主要有以下种类：①呼吸功能衰竭：如严重肺部疾病，急性呼吸窘迫综合征、中枢呼吸抑制及呼吸麻痹等。②呼吸系统急症：有气道阻塞、窒息、呼吸停止（包括新生儿复苏等）。③气体中毒：包括一氧化碳、毒气等。④休克：包括低血容量性、心源性、分布失常性和阻塞性等休克。⑤循环骤停及复苏后治疗：包括脑缺氧损害后遗症等。⑥药物中毒：如吗啡、巴比妥、地西泮、有机磷和酒精中毒等。⑦肾衰竭：如急性肾功能衰竭。⑧烧伤：如大面积烧伤。⑨脑部疾病：如脑外伤、出血和栓塞等。⑩意外事件：如电击伤、溺水和窒息等。⑪严重心血管病：如心肌梗死、心肌炎、冠心病及严重心律失常等。⑫自然灾害：如地震等引起的挤压伤等。

五、麻醉医师的素质要求

1．思想素质好

良好的思想素质表现在医德医风好，树立全心全意为患者服务的思想，发扬救死扶伤的精神；有高度的责任心；愿意献身于麻醉事业，艰苦创业，不争名利地位，甘当无名英雄，安心本职工作；遇到困难，敢于负责，勇挑重担，任劳任怨，不怕疲劳和辛苦，积极做好工作。

2．资格认可

必须是受过医学教育和专门训练、有能力、被认可的医学专业人员。麻醉专业思想牢固，掌握唯物辩证法。既重视理论，又注重实践，养成分析的习惯，善于抓住主要矛盾。学会全面地看问题，对具体情况进行具体分析，正确处理一般和特殊的关系。

3．医术精湛

包括丰富的临床经验和纯熟的操作能力。通过临床实践和不断学习、不断提高业务技术，熟练而灵活地掌握各项麻醉技能和操作能力。如气管内插管、硬膜外穿刺及神经阻滞等基本操作，掌握动、静脉穿刺术及中心静脉置管术。有条件的专科医院还应掌握肺动脉插管、经食管超声心动图、听觉诱发电位及脑电图等特殊监测方法，会使用电脑监测系统。能正确使用心脏起搏、除颤器。根据病情变化，对于围术期的安全维护、并发症诊断的及时性、处理的准确性、抢救技巧及动作的协调性及灵活性，以及各种用药的合理性等，都能达到掌握并运用自如。

4．理论知识扎实

现代麻醉学是建立在基础医学和临床医学的广泛基础上的边缘性学科。麻醉科医师首先是一名全科医师，其次才是麻醉科医师。不仅要有熟练的麻醉技术和熟悉各种急救措施的临床工作能力，而且还要有扎实的基础医学知识和丰富的临床医学知识；要懂得内、外、妇、儿等一般临床医学知识，特别还应具有麻醉的解剖、生理、生化和药理等基础医学知识，以及先进的边缘学科知识，包括统计、微量分析、自控遥控、参数处理、电子计算机等知识；了解各种手术的主要操作步骤和对麻醉的要求，也了解一些内科疾患与麻醉的关系；不仅知识渊博，还需灵活掌握处理各方面的突发事件、高危事件的能力，也就是既懂科学，又有技艺；要不断学习国内的新知识和掌握新技术、新技能，还需学好外文，借鉴国外先进经验。根深叶必茂。

5．严谨机敏

麻醉医师平时要注意养成严肃、严格和严谨的工作作风。在日常医疗、教学和科研工作中，养成对工作认真负责、一丝不苟的工作态度。工作中要有计划性和预见性，思维敏捷，能机敏地观察问题，及时发现，果断处理。对于麻醉和手术中常遇到的意外事件，既大胆又谨慎，紧张而有秩序，冷静沉着，避免慌张，既有心理和药物准备，又能正确判断和妥善处理。提高应付突发事件的反应能力，严防差错事故发生。

6．沟通能力和团结协作

医师之间应有良好的同事关系，一项手术的成功，是许多人密切配合、通力合作的结果，是集体智慧和劳动的结晶。施行外科手术麻醉或抢救危重患者也不是一个人能完成的，需要各方面的相互配合，才能完成任务。麻醉科医师应及时与手术医师、上级医师和领导沟通，和科室的医师建立良好的合作关系，和外科医师术前协商，团结协作，术中主动配合，谦虚谨慎，虚心听取意见，遇到问题时，能坚持正确的意见和原则，又能虚心听取不同的意见，正确处理分歧意见，不断改进工作。

7．钻研创新

重视调查研究，注意积累资料，认真总结经验教训，不断提高科学技术水平。借鉴他人的经验，运用先进的理论指导临床实践，实事求是地结合具体情况做好每一例麻醉。通过临床实践，不断提高认识。临床医疗工作是进行科研的基础，只要坚持不懈，不断开拓创新，就能总结出新经验，甚至提出新的理论学说，为我国麻醉事业的现代化做出应有的贡献。

8．体魄强健

麻醉工作任务重，要有一定数量和业务能力强的麻醉队伍，且要有健康的身体。麻醉科医师要拥有很好的身体素质，才能够胜任长时间的连台手术麻醉工作。

第二节 麻醉科的组织、设备及常备用药

一、组织

（1）科室设立：一般的综合医院应设立麻醉科。在省级以上医院的麻醉科内要建立麻醉实验室。

（2）人员编配数量：麻醉医师人数必须与外科等手术科室的床位数、人员数以及手术台数相适应。县和市级医院手术台与麻醉科医师人数的比例，至少应达 1∶1.5；省级医院及 500 张床位以上的综合性医院手术台与麻醉科医师比例，至少应达到 1∶（1.5～2）。如成立麻醉恢复室或 ICU，则视床位和收治范围另行定编。教学医院按科内编制总数，每 10 人增加麻醉科医师 1 或 2 人。另外需配备一定数量的辅助人员，包括技师、检验师等。

（3）人员结构及职责：经过系统的专业训练，有较高的理论和技术水平。在职称方面，医师、主治医师、副主任医师和主任医师（医学院校则为助教、讲师、副教授和教授）都应有。麻醉科护士负责麻醉科药品和器械的管理，在麻醉科医师的指导下进行以技术操作为主的一般性麻醉管理，担任麻醉科医师的助手。各级麻醉人员均胜任工作职责。

（4）基础设施：设有办公室、麻醉准备室、储藏室、实验室、男女值班室、麻醉研究室、麻醉恢复室和 ICU。

（5）组织工作：形成医、教、研三者的统一体。不断应用医学新成果和麻醉新器械。开展临床创新工作，发挥自己聪明才智，保证麻醉科整体医疗质量，提高麻醉安全性

二、设备

（1）麻醉给药设备：麻醉机包括普通麻醉机、多功能综合型麻醉机、微量注射泵等。

（2）气管插管用具：包括喉镜、气管导管、套囊、管芯及各种接头等。

（3）血压计：立式、表式和电子自动式等。

（4）必备用品：如听诊器、手电筒、光源、麻醉记录台和吸引装置等。

（5）各种穿刺针：包括神经阻滞、腰椎穿刺和硬膜外等穿刺针，硬膜外导管。

（6）全麻附件：如麻醉面罩、开口器、舌钳、通气管（道）、滴瓶、钠石灰罐和简易呼吸器等。

（7）监测设备：无创性血压计、脉搏监测仪；有创性血流动力学监测仪；脉搏血氧饱和度监测仪；呼吸末 CO_2 浓度监测仪；神经肌肉阻滞监测仪；电子测温监测仪；心电图监测除颤仪（应附有示波、起搏、除颤和记录装置）；呼吸容量测定仪和神经刺激仪等。

（8）支持器材：氧气、自动充气囊、人工呼吸机；纤维光束喉镜或纤维支气管镜；针头、注射器、套管针等。

（9）需配备的设备：在有条件的单位，麻醉科应有以下配备：生化血气分析仪；呼吸气体分析仪；脑电图机；热交换器等。

（10）其他：电冰箱、温度计等。

三、常备用药

1. 麻醉药

（1）吸入麻醉药：氧化亚氮、氟烷、恩氟烷和异氟烷、地氟烷和七氟烷等。

（2）静脉麻醉药：硫喷妥钠、地西泮、咪达唑仑、羟丁酸钠（γ-OH）、氯胺酮、丙泮尼地（普尔安）、羟孕酮酯钠、阿法多龙、依托咪酯和丙泊酚等。

（3）局部麻醉药：可卡因、普鲁卡因、丁卡因、利多卡因、丁哌卡因、辛可卡因、氯普鲁卡因和罗哌卡因等。

（4）肌肉松弛药及对抗药：琥珀胆碱、筒箭毒碱、戈拉碘铵、氨酰胆碱、泮库溴铵、哌库溴铵、阿库氯铵、阿曲库铵和维库溴铵、罗库溴铵、杜什溴铵、米库氯铵等。肌松药的拮抗有新斯的明、依酚氯铵、加兰他明、吡哆斯的明等。

（5）镇痛药及对抗：吗啡、哌替啶、芬太尼、舒芬太尼、曲马朵、瑞芬太尼、美沙酮、丁丙诺非、喷他佐辛、丙烯吗啡、纳洛酮、丙烯左吗喃和纳曲酮等。

（6）降压药：硝普钠、樟磺咪芬、硝酸甘油、尼卡地平、六甲溴铵、酚妥拉明、拉贝洛尔和乌拉地尔等。

（7）镇静催眠药：苯巴比妥钠、异戊巴比妥钠（阿米妥）、戊巴比妥钠和司可巴比妥（速可眠）。

（8）神经安定药：氯丙嗪、异丙嗪、乙酰丙嗪、氟哌啶醇、氟哌利多、利血平等。

2. 急救药

（1）抗胆碱药：阿托品、东莨菪碱等。

（2）强心药：毛花苷 C、毒毛花苷 K 和地高辛等。

（3）升压药：肾上腺素、去甲肾上腺素、异丙肾上腺素、麻黄碱、甲氧明、间羟胺、氨力农、去氧肾上腺素、多培沙明和多巴胺等。

（4）中枢兴奋药：尼可刹米、咖啡因、洛贝林、野靛碱、多沙普仑、二甲弗林、戊四氮和哌甲酯。

（5）抗心律失常药：普萘洛尔（心得安）、美托洛尔、艾司洛尔和维拉帕米等。

（6）扩冠药：亚硝酸异戊酯和硝苯地平等。

（7）止血药：酚磺乙胺、氨甲苯酸和巴曲酶等。

（8）纠酸药：碳酸氢钠、乳酸钠等。

（9）脱水药：甘露醇、山梨醇等。

（10）利尿药：呋塞米、依他尼酸等。

（11）抗高血压药：硝酸甘油、乌拉地尔、可乐定、利血平、硝普钠和尼卡地平等。

3. 其他常备药

（1）晶体液：生理盐水、复方氯化钠、平衡盐液、氯化钾、氯化钙、葡萄糖酸钙、镁剂、高张溶液等。

（2）大液体：如葡萄糖类。

（3）抗凝血剂：肝素、枸橼酸钠和华法林等。

（4）激素类：氢化可的松、地塞米松等。

（5）血浆代用品：右旋糖酐、羟乙基淀粉（代血浆）、明胶制剂、聚明胶肽（血代）等。

麻醉药品和精神药品按"四专"加强管理，即专人、专柜加锁、专册登记、专用处方。

第三节　麻醉机与呼吸机

一、麻醉机

麻醉机是吸入麻醉的最重要器械，是麻醉科医师的重要武器，用以达到麻醉和救命的目的。麻醉工业技术的飞速发展，为麻醉医师掌握各种先进麻醉机增加了困难，但为了麻醉的安全，对麻醉机的彻底了解还是必须的。

（一）基本性能

（1）功能全面：①麻醉功能：运送挥发性麻醉气体，调节麻醉气体的吸入量，施行吸入麻醉。②控制呼吸功能：辅助和控制患者呼吸功能，便于给氧吸入和呼吸管理。③监测安全功能：监测和报警等多项功能和多种用途。

（2）性能稳定准确：引进世界最先进的技术，其性能要求对患者具有高度的安全性，设备必须达到高标准。①蒸发罐高精确度：主机有高精度蒸发罐，所有读数标准刻度应准确无误。②气流量和药物浓度准确：气流量控制高精确度，无论在高流量或低流量，温度和压力在一定范围内改变，但吸入麻药浓度要绝对准确。③回路科学：回路系统要科学，符合机体生理功能，阻力低，减少对手术室空气的污染。④呼吸机功能准确：配有设计精密而功能齐全的呼吸机。

（3）安全可靠：有安全设备，并配备安全监护仪和报警系统。灵敏准确可靠。

（4）结构紧密：灵活轻便、坚固耐用、美观经济、随意移动，适合不同的环境条件。

（二）种类

1. 国外麻醉机

目前国内使用的理想的、多功能的麻醉机多来自国外。

（1）德尔格公司：世界上最早生产麻醉机的国家是德国，其公司自 1889 年创立起已有百余年的历史。总部在德国卢布克，在美国还有工厂。分公司和分支机构遍及世界各地。早在 20 世纪 50 年代我国就成立了上海德尔格医疗器械有限公司。其产品自成系列，最新产品有麻醉呼吸机 AV-1 和 800 系列的麻醉机 Remulus800（组合式）、Tiderius800（台式）、Sulla800（三角架）、Trajan800（壁挂式）以及新一代的 808 麻醉机，该系列中的 Sulla808V 全能麻醉机是国内使用最多的。新近推出了国内较适用的 Remulus A 型全能麻醉机。20 世纪 90 年代为中国市场专制的新产品有 Titus 铁塔牌全能麻醉机、Dräger cato 全能麻醉机、SAZ 系列全能麻醉机、SAZ-A、SAZ-B、SAZ-C 等，有质量高、体积小、领导潮流的 Tulian 全能麻醉机以及现代最高级的 CICERO（赛思路）麻醉机，后者麻醉、呼吸、监护一体化，电脑化的回路，新生儿、儿童和成人均可应用，有循环、呼吸和代谢全面监测的功能，具有 50 项以上监测指标及麻醉记录自动化。新近推出专为中国市场设计的 Fabius 普及型和 Fabius Gs 全能麻醉机，具有一体化设计、报警中文显示、重量轻、符合医院环境、操作简易、有利于施行低流量麻醉、满足中国麻醉医师的特殊要求等优越性。该公司的北美 Dräeger 公司其系列产品有 Nar Romed 1 型、Nar Romed 2A 型、Nar Romed 2B 型麻醉机及最新一代电脑麻醉机 NarRomed 3 型。尤以 Nar Romed 2A 型在国内使用最多，已过百家。Nar Romed 4 型国内也已使用。20 世纪 90 年代有北美最佳的麻醉机 Narkomed GS 新产品，是高标准的麻醉机。

（2）英国槟榔公司：其系列产品有 PenlonAM1000 和 Penlon AM1100 等。AM1100 是最新型高档麻醉机。

（3）美国欧美达公司：该公司生产 Modulus1 型和 2 型及优胜 110 和 210 型、后期有 Aestiva5 和 Aestiva3000 全能麻醉机。该公司在 20 世纪 90 年代末与 Dräeger、Penlon 占据了高档麻醉机市场的半壁江山，现为 Datex-Ohmeda 公司。将会制造出高质量的现代麻醉机。

（4）德国 STEPHAN 厂：生产 Modular RM 型全能麻醉机。

（5）英国 Blease 公司：生产上将型麻醉机和水晶型麻醉机。最近推出 Frontline690 型新产品，安全、可靠、实用。

（6）英国 Trieor Red Itd 公司：其生产的欧霸 II 型麻醉机，英国 East of Oxford 生产的 Eastox 麻醉呼吸机。

（7）芬兰（F.STEPHAN）斯蒂芬公司：其生产的 MAR ROMAT 牌 M 型麻醉机。DATEX 公司的麻醉监护仪。

（8）瑞士美加美公司：系列麻醉机。

（9）荷兰 HOEKLOOS 公司：其生产的 DORMODULE 和 AT600 型麻醉机，是较理想的多功能麻醉机。

（10）丹麦登美加公司：其生产的登美加全能麻醉机。

（11）日本泉工医科工业株式会社：生产的 MD-500 型麻醉机；日本阿克玛公司：生产的 KMA-1300F II 型麻醉机和 PH-3F 型麻醉机；日本木村的 FC-84 型及 KF-500V 型麻醉机。日本 SHARP 伊藤超短波株式会社的 SLW-180ER "新锐" 经济型全功能麻醉机。

（12）瑞典 Engstom 公司：生产的 Enstaom300 型麻醉呼吸机等。

（13）英国 Kontron 公司：新出新一代麻醉机，有 5000 型及 ORSA-3 型多功能麻醉机。特别是 ORSA-2TR 型及 ORSA-1 型全能麻醉工作站，是麻醉、呼吸、监测（循环、气道及麻醉气体）相结合为一体的多功能典范，其机型、外观设计较合理，使用方便，是 20 世纪 90 年代的最新产品。该公司还生产有床边及中央监护仪器。

2. 国产麻醉机

（1）上海医疗设备厂：最早生产麻醉机的企业之一，已有 30 年的历史。国内各医院早期使用的麻醉机几乎都是该厂产品。20 世纪 60～70 年代产品有 101 型、102 型、103 型、104 型、105 型、106 型、107 型和 108 型多用麻醉机，8 个型号已不再生产。20 世纪 80 年代生产了 MHj-I 综合、MHj-II 立式和 MHj-III 综合麻醉机等。近来与德国 Dräger 公司合作组装了该公司的 Sulla808V-SC 全能麻醉机，已在国内各级医院中使用。

（2）北京航天长峰医疗器械公司：该公司是国内生产麻醉机的新秀，有 ACM603、ACM605、ACM606、ACM607、ACM608 及 ACM618 系列全能麻醉机。兼生产 ACM803 微机控制呼吸机，

SH-500B，SH-500C 及 ACM807 多功能呼吸机，以及 ACM504、ACM506 及 ACM508、INSIGHT ACM518 多功能监护仪产品。

（3）其他：天津三五二九工厂、无锡市中原医学工程研究所、扬州宁泰医疗设备厂、南京电子设备厂、深圳晨伟电子有限公司、武汉医用设备厂、江苏凯泰医疗设备有限公司和北京谊安世纪医疗器械有限公司等厂家，也生产各种型号的麻醉机。

（三）基本构造

麻醉机的种类繁多，但构造和功能基本相同。分为基础和安全装置两大部分。主要由麻醉蒸发罐、呼吸回路、麻醉呼吸机及监测安全保证系统组成。以 Sulla808V-SC 型全能麻醉机为例重点介绍如下：

1. 生产厂家

Sulla808V-SC 是在 Sulla808V 的基础上发展的，由我国上海医疗器械四厂同 Dräger 公司合作组装，为国内当前的主要机型。Sulla808V 是德国 Dräger 公司 20 世纪 80 年代的产品，具有设计合理、工艺精细、功能齐全、操作方便和使用安全等特点，其安全系统是根据德国麻醉和深切治疗学会及德国工业标准所的安全规则生产的。

2. 结构特点

该机为三角形组式麻醉机，其呼吸回路、呼吸机和流量单元均在同高度由左至右排放。其体积小、可移动，并能随意安放多种监护仪，其麻醉系统和呼吸系统全是气动气控，在电源失效或无电地区都能正常使用。麻醉蒸发罐能随意选择，更换方便。流量表单元大小可调，高低明显。呼吸回路能方便选择，其高度随意可调，方向随便转动。与患者接触的所有部件都能用高温消毒（120℃），通过更换系统能适合所有年龄患者的呼吸需要。

3. 基础部分

基础部分包括供气源、呼吸机、蒸发罐和呼吸回路等。

（1）供气源：按麻醉机所需要的医用气体，如氧气、空气和麻醉气体（如笑气），由中心管道供气和瓶装供气源供应。中心管道供气道主要是用在有条件的医院，在安装中心管道供气的病房和手术间，通过接头相连，能直接快速地得到所需气体，省去对贮气瓶的来回搬动，不受时间限制，安全程度较高，但国内还未能大量采用，特别是装有气体发生器的中心管道供气设备。来自中心管道供氧的压力通常为 3atm（314kPa）的高压气体，需经过减压装置降低压力（由 314kPa 降至 154kPa）后使用。当中心管道供氧压力低于预定水平（209kPa）就会报警。瓶装供气是将压缩瓶装在氧气移动架上。此法在大部分医院使用。Sulla808V 主机能同时供给氧气、空气和笑气三种气体。压缩气体经各自的压力表由减压阀减压，并通过流量表指示供给患者。流量计为浮旋式，双流量管分别显示其高低流量，氧气低流量为 0.1～2L/min，高流量为 2.5～15L/min；笑气低流量为 0.05～1L/min，高流量为 1.25～10L/min；空气流量为 0.8～15L/min。氧气紧急供应阀（旁通）能在紧急需要时迅速大量供应氧气，其流速为 35～55L/min，且不受其他气体的影响。

（2）呼吸机：现代麻醉机都配备呼吸机，诱导后即行机械通气。为气动型呼吸机，定容型时间切换，以压缩空气或氧气作动力，气体压力为 0.003～0.006kPa。通过人为调节其吸入流速，推动风箱上下运行，风箱容积为 50～150mL 和 150～1600mL 两种，供小儿和成人分别使用。呼吸频率 6～60/min，呼吸相时间比范围为 1∶1～3∶1，吸气流速调节范围为 20～80L/min，呼吸末正压可随意调节。其呼吸功能有 IPPV、PEEP 及 IPPV＋PEEP，板面上有常用呼吸参数供选择。呼吸机上有废气收集排出口，呼吸机的呼吸回路部分能迅速方便地更换和消毒。呼吸机的风箱移动清晰可见，附设于麻醉机内，且更换容易。开启开关置于"0"点时，呼吸机即关闭。

（3）蒸发罐：蒸发罐是麻醉机的核心部分，用以蒸发液态全麻药，并可控制麻醉气体的浓度。Sulla 808V 有恩氟烷、异氟烷和氟烷三种不同的常用蒸发罐，是专用而不能换用的。蒸发罐是安置在回路系统之外。浓度范围：恩氟烷和异氟烷均为 0.2%～5%，氟烷为 0.2%～4%，精确度均为±10%。温度补偿范围＋15～＋35℃，压力补偿范围 200mbar（毫巴），即只要压力波动＜2.5kPa，输出浓度误差在±0.2%流量补偿范围较广，为 0.5～15L/min。"0"为开启锁点，避免误动。麻药液面指示清晰，加注和排放方便。麻药不得少于液面加注线的 1/2。

（4）麻醉回路系统：氧或氧与麻药的混合气体气流经共同出口流出，通过麻醉呼吸回路输至患者，同时将患者呼出气通过麻醉呼吸回路回入麻醉机，这一功能靠麻醉机的活瓣等部件完成。Sulla808V 的回路系统采用 ISO（国际）标准，包括回路系统支架、吸气和呼气螺纹管、面罩、吸和呼气导向活瓣、CO_2 吸收罐、多功能转换阀门、贮气囊、可调限压阀、废气排放阀及管和可供选用的小儿呼吸回路。呼气和吸气管、贮气囊和面罩均由抗静电的橡胶制成，螺纹管能防止弯曲和扭折时的气道阻塞。贮气囊大小为 2～3L，其功用：呼出气的贮存；吸气时供足气体；便于监测患者的自主呼吸的频率、幅度、呼吸道阻力；随时施行辅助或控制呼吸；便于氧和麻醉气体的混合；缓冲高压气流（操作失误）对肺的损害；便于使萎陷的肺膨胀；提供麻醉通气系统内吸气和呼气的缓冲地带。呼吸回路支架能使回路系统的方向随意转动，并能调节回路系统的高度。两个 CO_2 吸收罐是采用有机玻璃和金属材料制作的。其容积为 1L，通常两个串联在一起使用，插接头式有密封和具有紧固性的功能。四周均能观察吸收剂的变化，吸收剂与 CO_2 起化学反应，清除呼出气中的 CO_2。

（5）特设多功能换气阀：转动阀门方向，按患者需要，进行自主呼吸、手法控制呼吸和机械呼吸，在施行麻醉时选择半开放、半紧闭式或紧闭式。该阀有 3 种位置与之相适应。当转阀向上时，气体将通过压力控制阀排出，其排出压力可用手调节，其压力限为 5～40mbar，为半紧闭式，可用于手压通气和机械通气，并可超压排气。当阀转向水平时，呈全紧闭式，能进行紧闭式循环呼吸，可降低流量，节省麻药。当阀转向下时，有一单向活瓣，气体从此排出，呈半开放式，可用于患者自主呼吸。

4. 安全装置

麻醉机对患者的监测装置有：①潮气量、分钟通气量；②气道压力监测仪（平均压、平台压、峰压）；③氧浓度监测仪；④呼吸气的 CO_2 监测仪；⑤麻醉药浓度监测仪；⑥呼出气、气流呼吸阻力、胸肺顺应性监测仪等。

报警系统中，当出现呼吸机故障、接头松脱、漏气、氧浓度过低等情况时，都会立即发出声和光的报警。

（四）使用要求

现代最好的麻醉机，尽管备有各种监测仪，包括微机处理等，但也取代不了麻醉科医师的责任心，对麻醉机的使用要求为：

（1）用前检查：麻醉前应按适当的检验步骤，对麻醉机进行检查，保证其功能正常。依次检查氧气和吸入麻醉药是否适量。以保证麻醉的安全。

（2）用后整理：麻醉机上各种零件必须保持清洁完整。用后，整复还原，不可随意乱放。

（3）吸收剂状态：麻醉前检查 CO_2 吸收剂是否新鲜和曾经使用的时间，必要时备新鲜的。至少备两个钠石灰罐。

（4）连接管系统：所备的各种连接管的内径必须够大，最好与气管内导管的内径相等。

（5）活瓣功能：施行麻醉前、中，必须经常检查呼吸活瓣是否灵活好用。

（6）测试紧急通气和流量计：麻醉机经检查确实、各种零件准备齐全后，转动快速给氧开关，将贮气囊充满氧气。关闭快速给氧开关。开氧流量计之开关至一定流量刻度（至需要量），将橡胶螺纹管接面罩或 Y 形管。

（7）检查呼吸系统是否漏气：检查贮气囊及麻醉机各部是否漏气。手控或机械通气测试人工呼吸或控制呼吸是否能达到目的。

（8）吸收剂的正确使用：麻醉中，CO_2 吸收罐应按时间替换使用，一般 30～60 分钟替换 1 次；或将两个 500g 的钠石灰罐串联在一起使用，要比单个交替效能好。

（9）准备吸收剂：用往返式 CO_2 吸收罐时，需将碱石灰装满，用前应将粉末和尘土滤净。

（10）防火防爆：正在使用麻醉机的手术间内，不能有明火，以防火灾和爆炸。在口腔、面颈部或开胸手术中不得使用电烙器和电凝器，以防火灾与爆炸。

（11）吸收剂使用时间：应将 CO_2 吸收剂的使用时间、日期记明于罐上。

（12）防止吸收剂过热：在应用 CO_2 吸收罐时，应注意勿使罐内温度过高，必要时要及时更换，可在罐上放一冷湿布包绕，或将换下的罐放冷凉处，以帮助降温。

（13）证实吸收剂的效果：麻醉中应随时注意 CO_2 吸收剂的效力确实可靠。一瓶 500g 的碱石灰，如间断使用，有效吸收时间为 6～8 小时。如连续使用，每罐仅能维持 2 小时。当有如下指征时，应考虑 CO_2 吸收剂是否失效。①观察颜色：吸收剂指示剂由粉红色变为白色，或兼有白色变为紫色。②测试温度：紧闭式麻醉时，罐不发热（低温麻醉下 CO_2 排泄减少时，也可能不发热）。③辨别味道：碱石灰颗粒变硬，舌尖舔无刺激性（无涩味）。④观察症状：患者有 CO_2 蓄积症状：血压上升，但继之下降；脉搏增速，脉压增大；呼吸增深，继而减浅、增速或出现"下颌抽搐"样呼吸；肌肉张力增强，甚至发生惊厥，手术困难；瞳孔散大，眼睑睁开；皮肤、面色潮红（毛细血管扩张）、发绀、多汗；手术野渗血增多，且面色变暗紫色。

（14）控制麻醉剂浓度：蒸发罐内的全麻药液不可超过指定的平面线。

（15）正确使用四头带：用橡胶四头带固定面罩时，不可牵拉过紧，最好 1 小时放松一次。

（16）预防吸收剂失效：用完 CO_2 吸收罐后，应立即关闭，密封盖严，以免长时间暴露在干燥空气中，含水量迅速降低而失效。

（17）保证流量计的准确性：麻醉机上的各种流量计，非经请示上级医师，不得代替使用。

二、呼吸机

呼吸机既是麻醉机的组成部分，又是辅助呼吸的重要设备。麻醉机机身的作用是产生麻醉混合气体,并送到呼吸回路,与患者气道相连接。呼吸机的作用是经呼吸回路,使吸入气以新鲜气体为主,减少呼出气的重复吸入,以减少 CO_2 蓄积及缺氧。

(一)呼吸回路

(1)分类:分为重复吸入及无重复吸入两种。根据有无贮气囊和重复吸入,通常分为开放、半开放或半紧闭及紧闭式回路。①无重复吸入(无 CO_2 吸收装置):开放式(无贮气囊)、开放面罩、T 形管;半开放式(有贮气囊):Magill 回路;Bain 回路;Jackson-Rees 回路;Mera-F 回路。②有 CO_2 吸收装置(复吸入):半紧闭式,新鲜气流量高于患者摄取量;紧闭式,新鲜气流量=患者气流量。

(2)呼吸回路的作用:一是提供麻醉混合气,另一是保证患者充分氧合,并排出 CO_2。

氧合:患者的氧合依靠吸入气的氧浓度,增加吸入气内的氧浓度,即使通气量很小也仍能达到充分氧合的目的。

CO_2 排出:取决于肺泡通气量。肺泡通气量=(潮气量-无效腔气量)×呼吸次数。麻醉过程中患者氧合情况良好、不缺氧并不等于患者没有 CO_2 蓄积,这是两个不同的问题。

无效腔:无效腔气量包括:①解剖无效腔,即从口鼻腔到终末细支气管不参加气体交换的气体;②肺泡无效腔,进入肺泡而未能参加气体交换的部分气体,如一侧肺动脉栓塞,该侧肺泡有空气但不能进行气体交换;③机械无效腔,分动态及静态两部分。静态,呼吸回路中能发生等量气体往复的部分,如接头;动态,半开放回路中当新鲜气流低到一定程度时,原先传送气体的部分管道成为机械无效腔,即发生重吸入。在应用无 CO_2 吸收装置的半开放回路时,足够的新鲜气流极为重要。

(3)Magill 回路:即 Mapleson A 回路。1920 年 Magill 设计此种呼吸回路。它也是 T 形管的一种改良型,用大口径的螺纹管作主管,弯形接头一端接患者,接头上方有一呼气活瓣,以便排出患者的呼出气。螺纹管的末端接新鲜气流(包括麻醉气体),其附近再连一容量 2L 的贮气囊,足够一次深吸气容量。应用此呼吸回路,新鲜气流量如相当于患者肺泡通气量,即可避免复吸入。适用于自主呼吸时,吸气期回路内压力低,呼气期回路内压力高,呼出气自呼气活瓣排出回路。做控制呼吸时,吸气期回路内压力高,有相当一部分新鲜气流从呼出活瓣吹出而浪费,呼气期回路内压力低,呼出气进入螺纹管及贮气囊。为了防止呼出气的重吸入需要大流量。自主呼吸:新鲜气流量 100mL(kg·min)或 5~7L/min,即成人肺泡通气量的 2 倍。控制呼吸:新鲜气 10~14L/min。

(4)Bain 回路:是 Mapleson D 回路的改良,1972 年首先由 Bain 提出,叫同轴环路装置,又称双套管装置,或 Bain 同轴环路装置。其装置有长 1.8cm、直径 22mm 的透明螺纹管,作为呼气管用;其内有一内径 7mm 的细管,一端固定近于面罩,另一端接新鲜气流出口,供氧和麻醉气体用。它适用于控制呼吸,其优点是螺纹管由塑料制作,重量轻而且长,因此,麻醉科医师能远离手术野,适应于头颈手术。其优点还有:①无复吸入存在;②湿度合适;③可向远处排出废气;④可以自主呼吸或控制呼吸;⑤适用于任何年龄和手术。新鲜气流量:自主呼吸为 100~150mL/(kg·min);控制呼吸为 70mL/(kg·min);小儿为 3L/min。Bain 回路的危险是:①内外管接错或内管漏气;②内管前端接头脱落、内管扭曲不通致无效腔过大或吸气阻力增高;③外管过短、过长、发生扭曲、增加阻力或阻塞。

（5）Jackson-Rees 回路：由 Jackson-Rees1950 年所设计提出，又叫 Mapleson D 回路，大致如 Magill 回路，只是将呼气活瓣和贮气囊接在非患者一端，新鲜气则从弯形接管附近输入。由于没有呼出活瓣，故阻力小，适合于小儿麻醉。其新鲜气流量：在控制呼吸时，若小儿体重为 10～30kg，100mL/（kg·min）＋1L；＞30kg 时，50mL/（kg·min）＋2L；自主呼吸时，新鲜气流量为患儿分通气量的 2.5～3 倍。

用 Mapleson D 回路做控制呼吸，于呼气末持续的新鲜气流，可以迫使无效腔气及肺泡气向呼气活瓣外逸，挤压贮气囊，新鲜气压吹向患者肺内。故用此回路做控制呼吸，无复吸入。

（6）Mera-F 回路：国内用得少，日本用得多。是将循环回路变成同轴管路，其中附加一个吸气活瓣和呼气间接活瓣，新鲜气流从内套管输入，呼气则由外螺纹管经呼气活瓣排出。也可用 CO_2 吸收器，小流量循环紧闭式。

（7）Lack 回路：由 Lack 提出，叫 Lack 同轴环路装置，与 Bain 回路比较，新鲜气流是从外套管输入，呼气则由中心管经逸气活瓣排出。自主呼吸时，每分呼出量相当于新鲜气流时，即可避免重吸入的发生，如新鲜气流大一些更好，一般气流量为 58mL/（kg·min）。控制呼吸时，此流量与 Magill 回路相同，近来认为减少新鲜气流可预防重吸入，此法是一种成功的方法，其特点是在回路与患者间设置一个使氧通过的 Venturi 装置。

（8）紧闭式呼吸回路：此回路是 CO_2 吸入回路，为一个全紧闭系统，与大气隔绝，剩余气体不需排出，可通过 CO_2 吸收器在回路中循环。补充氧量，300～500mL/min，＞500mL/min 不属于紧闭式呼吸回路。其优点：①复吸入，节省用氧、用麻药，避免手术室空气污染；②保持吸入气一定的温度及湿度；③便于辅助或控制呼吸。缺点：①呼吸阻力增加；②患者氧耗量可能增加。

（9）半紧闭式 CO_2 吸入回路：回路中有开放的排气阀，通常是新鲜气流大于患者需要量。①CO_2 吸收器敞开于回路外，能避免重吸入，新鲜气流将近等于每分呼出量；②CO_2 吸收器在回路内，其新鲜气流小于每分呼出量。

（二）使用要求

1. 定容型呼吸机

（1）特点：①在吸气相能将预定量的气体送入肺内，呼吸机的切换以完成预定送气量为转移；②以高压气源为动力，直接或间接驱动气囊或风箱来完成定量送气；③输出系统中备有安全限压阀门，当肺顺应性或气道阻力改变时，对通气量影响不大；④机械无效腔增大时，通气量减少；⑤无同步功能；⑥性能稳定，坚固耐用，结构复杂笨重，部分以电力驱动或气动。

（2）操作步骤：①接通气源或电源，开启开关；②设定潮气量（8～12mL/kg，或根据患者具体情况定）；③设定呼吸频率（成人 12～14/min）；④设定呼吸比（呼吸功能正常患者 1:1.5～2，阻塞性肺疾患等 1:2.5～3 或 1:3.5～1:4）；⑤设定氧流量，保持深而慢的呼吸，需防低氧或氧中毒；⑥注意手法挤压和呼吸机的转换操作；⑦使用完毕，关闭电源或转换开关。

2. 定压型呼吸机

（1）特点：①呼吸相：在吸气相通过文丘里效应（喷射回路）装置，产生恒压可调气压送入肺内。当气道压力达到预定阈值时，呼吸机换成呼气相。②禁忌证：属恒压发生器式。对肺顺应性下降或气道阻力增加患者应用时，易导致肺内通气不足和布气不均，从而不利于肺泡的气体交换。

③随时调整呼吸参数：当肺顺应性下降时，在流量、压力参数不变时，呼吸机吸气相将缩短，使呼吸频率加快和潮气量减少，故应随时调整。④机械无效腔增大时可得到补偿，对潮气量影响不大，但吸气时间延长。⑤动力：高压气为动力，设计结构相对简单、轻便灵巧，但耗气量大，吸入气的氧浓度不稳定。⑥有同步功能，适合自主呼吸患者，加强监测。

（2）使用：此型附于麻醉机上很少，只能做同步呼吸时使用。

（3）呼吸回路使用：使用呼吸回路应注意以下 3 点：①呼吸阻力：呼吸回路的阻力与机械因素有关，调节患者呼吸阻力的方法之一是气管内插管。②呼吸回路故障：为避免各种机械故障和出现呼吸意外，故临前应仔细检查，使回路性能处于良好状态。③加强监测操作：使用中常规监测，发现问题及时寻找原因并予以纠正。

（三）用氧安全

氧是生命活动中不可缺少的气体。医用氧在医疗救护中发挥着重要作用。医用氧纯度在98.5%～99.5%。一般工业用氧纯度低于 98%，含有杂质及有害气体，一般严禁医用。医用纯氧有的压缩在密闭的氧气瓶内，有的由中心管道供应。大医院管道供氧是麻醉机主要气源，压力为50psig，为麻醉机的正常工作压力。特殊氧气瓶为无缝钢制成，用铋钢比用碳钢或锰钢减轻重量20%。瓶壁厚 0.94cm。瓶内容积为 0.075～6.9m^3，共 9 种规格。麻醉多用高压大气瓶和低压小气瓶两种。瓶内贮气多少以压力表示（kPa 或 bf/in^2）。bf/in^2＝磅力/平方吋＝psig；1psig＝6.89kPa。当灌足氧气时瓶内压力很高，在 120～150kg/cm^2。规定为 138atm（大气压＝2000psig）。瓶内压从2200psig 调节至近 45psig。

1. 气瓶标记

为了便于识别，各种麻醉气体的气瓶外层均涂以规定的颜色油漆。

（1）颜色标记：各国颜色标记不尽一致。我国虽无统一规定，但基本趋于一致，即氧为浅蓝，笑气为灰色，CO_2 为黑色。

（2）钢印标记：为保证安全使用，在压缩气瓶的筒肩上，工厂均已刻有各种钢印标记，包括：①审核管理建构代号；②气体的化学名称符号；③瓶体（包括瓶阀）重量；④最大工作压力，为工厂不准超过的灌气压力限度，常以 bf/in^2 表示；⑤测试压力，为钢瓶所能忍受的最大静水压力，比实际最大工作压力高出 30%～50%，否则不应再使用；⑥一般规定钢瓶每 5 年检测一次最大静水压忍受力试验，标出复检年份；⑦气瓶阀门装有合金堵栓的气瓶，在瓶肩上刻有"Spun"标记。

2. 操作步骤及注意事项

（1）安全开启：打开瓶顶气阀门时必须站在瓶顶压力表左后方，气阀门出气口嘴不许朝向人，开启 1/4～3/4 圈，以免快速开大发生危险。用前检查是否漏气。

（2）防止接错：选用规程适宜、功能正常的压力表和压力调节器（减压阀）与氧气瓶出气口衔接，二者螺丝口径必须匹配时，才能相互连接。绝不能凑合，防止接错。

（3）开关开启步骤：打开氧气瓶开关前，首先将麻醉机各开关关闭，待氧气瓶的开关徐徐打开后，方可将麻醉机上的开关打开，最后打开氧气流量计的开关。麻醉完毕后，先关氧气瓶开关，使气压表的压力降至零，将贮气囊的余气排空后，关上麻醉机上的氧气开关与流量计。气流量计的螺丝不可拧得过紧。注意防止高压气流猛烈冲击压力调节器和麻醉机。氧气瓶开启后连接患者。

（4）减压装置：瓶中之氧必须经过氧气瓶气阀门的减压器减压后使用。满瓶氧的压力一般为 140kg/cm²，经减压阀的调节，可降至恒定的 3kg/cm² 左右的低压，再引至麻醉机的流量计比较安全。氧气瓶上的压力表，有的只有高压表，指示瓶内压力，有的还有低压表，指示减压后的压力，减压后再使用时才不致误伤人。打开流量计下端的螺旋开启，其浮标开始浮动，浮标顶面平面指示每分钟流出的氧量（L/min），以调节氧气流量。

（5）开关方向：一切开关顺时针为关，逆时针为开。

（6）防燃烧爆炸：①氧气瓶如漏气，不能用油堵或胶布粘封；②绝对禁忌将脂和易燃品与高压表阀门等接触，禁用沾满油腻的手去安装各种附件；③用氧手术室内，绝对禁忌有明火；④不在头面颈部用电凝电刀；⑤经常清除气阀门和接头上的灰尘，或开氧气瓶开关时先开 1/4～3/4 圈，让气流冲掉积聚在气阀门和接头上的灰尘后再开大；⑥氧气瓶禁挂衣帽；⑦不能混用高压表，氧气高压表只能用在氧气瓶上；⑧已损坏的高压表不能使用；⑨高压氧气瓶应放置在阴凉通风的地方，周围温度<52℃，冬天不能离暖气片太近，夏天不能在烈日下暴晒，不能放在阳面窗下，不靠近火焰，绝不碰震；⑩严禁氧气与其他气瓶互灌氧气。

（7）保存标记：贴于瓶肩上的灌气量、灌注日期、经手人等记录标签在使用期不应揭掉。禁止将两瓶内的气体自行归并入一个瓶内，并禁止自行从大瓶内往小瓶内灌氧气。

（8）瓶内留有少量氧：高压力表上指针位于"0"时，瓶内仍处于 1atm（1atm＝14.7bf/in²＝760mmHg＝101.08kPa＝15psig）压力；如果表值在"0"以上时，实际表内压力为表值＋1atm，即为瓶内的绝对压。每瓶氧不得全用完，要留有 1/2～1kg/cm² 气压较为安全。阀门也应关严，防止空气或杂质进入瓶内，以免在再充氧时引起爆炸。卸高压表前，应先将气阀门关紧。暂不使用的气瓶，罩好瓶帽做保护。

（9）氧气瓶运输：运送氧气瓶前，应关紧气阀门，搬运时尽量避免冲撞，特别注意对瓶帽部的保护。

（10）氧气瓶维修：氧气瓶的重新油漆或维修只许在供氧厂进行。

3．管道氧源注意事项

（1）备氧瓶：作为管道无法供气时备用。

（2）存在不足：一是氧压力不足；二是管内压力过高。会造成供氧失败，严重时导致病人死亡。

（3）故障监测：一旦怀疑管道氧有问题时，首先打开氧气瓶，关闭管道气。

第四节　麻醉管理

一、记录单的填写与管理

麻醉记录单是麻醉科最重要的医疗档案之一。麻醉记录单填写的好坏，反映一个麻醉科的工作水平，代表着麻醉科医师的服务态度和科学作风的好坏。麻醉记录单又是进行临床研究和教学的原始资料和依据。也是该例麻醉手术患者的法律资料。麻醉患者术中生命体征平稳与否、采用何种麻醉方法、麻醉用药、麻醉并发症、麻醉效果等应详细记录，也是麻醉科医师手术过程中对患者生命安全负责的佐证。应逐项认真填写，必须字迹整洁、清晰，不得涂改。麻醉小结及随访记录也要及时、有重点、科学性地填写。

（1）记录单首页：其各项内容及术前准备结果，应在麻醉前逐项填写清楚。

（2）麻醉危险性评估：术前根据患者全身情况、手术方式及范围等估计麻醉手术的危险性，做出判断，并采取有效措施预防。后按"优""佳""劣""危""急"圈划之。

优：患者基本健康，发育营养良好，心肺肝肾功能正常，可以耐受麻醉和手术的侵袭，而且手术本身危险性又小者。如施行斜疝修补术或胸壁良性肿瘤切除者。

佳：患者重要器官、呼吸或循环代偿基本正常或有轻度损害。有某些比较轻微的疾病，能耐受一般麻醉和手术的侵袭，麻醉经过一般平稳。如患者有轻度高血压而实施阑尾切除术或简单的良性肿瘤切除术者。

劣：患者一般情况不良，并有较重的疾病，心肺肝肾功能有明显损害，但仍在代偿范围内，对手术和麻醉有相当大的危险者。如心脏病患者施行肺叶切除者。

危：有严重的疾病、极度衰竭或有恶病质、严重贫血、脓毒症休克、心力衰竭等功能代偿不全，不能耐受麻醉或手术者，麻醉危险性很大，很可能在手术过程中死亡。如心脏病患者施行心内直视手术，或有心力衰竭的患者施行任何一种大手术者。

急：施行急症手术者。可于上述标准中的任何一项圈住为（急症无优级）急（佳）、急（劣）、急（危）。后者指病情危重，或属紧急抢救手术，麻醉危险性极大者。

（3）特殊情况：将施行麻醉时应特别注意的事项。如休克，肝、肾、呼吸、循环功能不良，术前曾施行某种特殊治疗（如洋地黄的使用），扼要记载于麻醉记录单"特殊情况"栏内。记录麻醉前用药的药名、剂量、用药方法及用药时间，患者入手术室的血压、脉搏和呼吸。ASA 也是目前常用的病情评估的客观指标。

（4）麻醉开始与结束：麻醉与手术的开始与终了分别用"×""⊙""⊗"简单符号记载于附记栏内。

（5）监测记录：当血压、脉搏和呼吸持续监测，一般平稳时，尽可能每 5～15 分钟记录一次。将各次记录连成曲线，血压和呼吸用蓝黑墨水、脉搏和体温用红墨水记录。

（6）麻醉诱导：经过麻醉诱导期的经过据实加以圈画，遇特殊情况另加注解。

（7）麻醉期间特殊变化：若麻醉期间有血压、脉搏、呼吸或其他特殊改变、意外发现，如发绀、呕吐等，应按发生时间连同处理措施详细地记录于附记栏内（事后说明原因）。

（8）麻醉前用药效果：麻醉前用药和基础麻醉效果，根据患者的镇静情况和诱导情况判断之。一般以"满意""过迟""消失""过重""不足"等记录。

（9）麻醉及手术操作重要步骤：麻醉与手术操作的重要步骤、特殊事项，必须按时记录于附记栏内。为事后判断麻醉经过，某些并发症及处理效果的重要根据，不应有任何忽视或遗漏。

（10）麻醉期间治疗用药：在麻醉和手术过程中，所进行的各种治疗用药应按上述方法记载。

（11）麻醉期间输血输液：麻醉期间输血、输液应按给予时间、输血或液体种类记载之。遇有特殊情况，如动脉输血、加压输血、加快输血等，应另在附记栏内注明。手术终了后，应将输血、输液总量准确记录在相关项目内。小儿、老年及心脏病患者将输血、输液总量分开清晰记录。

（12）麻醉深浅：麻醉深浅应只记录手术麻醉期，根据麻醉的深浅按时间，用曲线记录于相关栏内，采用普鲁卡因麻醉或其他麻醉可不记录。

（13）麻醉方法：麻醉方法应分别于记录单内相应项目内圈出或注明。

（14）气管内插管：施行气管内麻醉时，插管与拔管分别用符号记在麻醉记录单相应时间栏内。并在插管方法项下圈画"经口""经鼻"等。

（15）麻醉药应用：应将麻醉药品种类，按诱导期和维持期分别记录。如恩氟烷 4.5＋3.5mL，即表示诱导期 4.5mL，维持期 3.5mL；辅助麻药也应写明。吸入氧气的时间和量也应记录清楚。

（16）机械通气应用：机械呼吸时，应将所用正负压的实际数字，通气量、每分钟通气次数，按时记清楚。如 500×20－6＋8，即表示潮气量 500mL，每分钟通气 20 次，压力为－6～＋8cmH$_2$O。

（17）控制性降压：如用控制性低血压时，应记录术中体位改变及开始体位改变的时间，术中出血是否减少，或出血颜色有无改变等，应在附记栏内记录。

（18）低温麻醉：低温麻醉时，应将水温、室温、降温时间和并发症记录于附记栏内，体温每下降一度即在相应时间格内以"△"标记。

（19）签名：将术后诊断，已行的手术名称，手术者及其助手，器械和巡回护士、输液护士签入指定格内。

（20）麻醉恢复：患者的手术体位、手术室内麻醉恢复期苏醒情况，在指定项内分别圈划。遇特殊情况，如发绀、呕吐、应另注明。

（21）术后麻醉单存档：麻醉结束后，将一份麻醉记录单留麻醉科，另一份随病历送回病室。

（22）麻醉单保存：留在科内的麻醉记录单，首先由专人进行登记，然后放入柜内按月分类保存。并将术后病室巡视所见逐项填入术后情况栏内（每日巡视一次以上者及有特殊情况者，亦应填写时间）。

（23）麻醉小结：每个麻醉病例在终了后，做出小结，自评麻醉效果，麻醉并发症的登记，处理等。

（24）麻醉评级：按评级标准给每份记录单进行 Ⅰ、Ⅱ、Ⅲ、Ⅳ评级。评级标准见表1-1。

表1-1 麻醉评级标准

评级	椎管内麻醉	神经阻滞麻醉	全身麻醉
Ⅰ级	镇痛完全，肌松好，内脏牵拉反应轻，平面＜胸6	阻滞完全，效果满意	诱导顺利，维持期生命参数平稳，苏醒快，满足要求
Ⅱ级	以上3项有1项不满意，平面＞胸5以上	有轻痛，用镇痛药后疼痛明显改善，满意	以上3项有1项不满意，基本满足手术要求
Ⅲ级	以上3项有2项不满意	阻滞不全，疼痛明显，用辅助药勉强完成	以上3项有2项不满意
Ⅳ级	改麻醉	改麻醉	出现严重麻醉并发症，或气管插管失败，手术改期

二、文件管理

1. 记录单的保管

麻醉记录单实行专人管理，每月分类归档。用表格或卡片的形式进行登记、统计。按年次顺序编号、排列，根据麻醉种类分别装入病历袋内，妥善加以保管。

2. 统计内容

①每月统计：麻醉部位及种类。②全年统计：将每月麻醉种类相加。③危重患者麻醉登记：包括休克患者、颅脑手术患者、体外循环手术、高血压、糖尿病、肝功严重障碍、肾功严重障碍者等。④麻醉期间医疗缺陷、失误、麻醉并发症及术后并发症登记。⑤其他：如麻醉患者死亡登记，麻醉失败病例分析，麻醉药物使用与消耗，心电监测、血氧饱和度监测统计等。

三、呼吸管理

呼吸管理是麻醉中不可缺少的一部分，是麻醉科医师做好麻醉和抢救的基本功，是保证麻醉或重危患者安全的关键。

1. 呼吸管理方法

包括呼吸的观察、监测、维持有效的呼吸交换量和正常的呼吸功能，处理呼吸紊乱和治疗呼吸衰竭等。

（1）辅助呼吸：患者自主呼吸保留，但不能保证足够的通气量（如呼吸频率太快，或过慢，或幅度和频率不规律），必须要在吸气期用手挤压贮气囊，以加大呼吸通气量。辅助呼吸又分为间歇加压辅助呼吸、连续加压辅助呼吸、压力递增辅助呼吸和连续加压呼吸4种。

（2）控制呼吸：是有意识地消除患者的自主呼吸，主动地控制其呼吸功能（幅度、频率、通气量等），使其接近正常生理。当干扰呼吸的诱因解除后，自主呼吸在短期内即可恢复。

（3）人工呼吸：和控制呼吸的操作方法基本一样，所不同的是患者的呼吸暂停是由疾病因素引起的。人工呼吸是被动的抢救措施。自主呼吸待病因消除后才能恢复。

2. 呼吸观察

任何麻醉方法或麻醉药，都会对麻醉患者的呼吸产生干扰。随着呼吸的改变，也使循环和其功能受到影响，甚至危及生命。呼吸监测仪器应提倡应用，但它替代不了观察。对呼吸的观察是麻醉监测的常规操作，以保证患者的安全，可作为判断全身麻醉的深浅的指标之一，方便手术的操作。

无论采取什么麻醉方法和药物，麻醉期间都应具体结合病情、手术范围和时间长短等情况，进行全面的观察，直至麻醉手术结束，患者恢复正常为止。

连续细致的观察、监测，能随时发现问题，及时处理，防患于未然。一旦发生呼吸紊乱，应及时正确的处理。

（1）观察重点：患者有无缺氧和 CO_2 蓄积。

（2）观察项目和方法：结合麻醉医师的经验和设备条件，因地制宜进行综合观察。①观察呼吸运动的频率、节律、幅度和方式的变化等。②观察黏膜、皮肤和刀口出血的颜色。③监听双侧肺呼吸音。④用呼吸仪器监测，如血氧饱和度的监测等。

3. 控制呼吸的优点

控制呼吸是麻醉期间主动管理呼吸的基本方法。用控制呼吸充分给氧及通气，是麻醉与复苏时期最简便、迅速和有效的呼吸管理方式，在麻醉中广泛应用。其优点如下：

（1）肌肉松弛：控制呼吸可减少麻药及肌松药的用量，能使较浅的麻醉产生满意的肌肉松弛效果。

（2）呼吸平稳：控制呼吸可使手术野保持静止而便于手术操作，利于胸腹部手术的顺利进行。

（3）矫正纵隔摆动：既可消除矛盾性（反常）呼吸所引起的呼吸、循环功能紊乱，也可满足保持手术野静止的要求。

（4）降低能量消耗：改患者主动呼吸为被动呼吸，降低了患者的代谢，可节约氧气和机体能量的消耗，有利于垂危患者的抢救。

（5）保证气体交换：氧气充分供给，肺泡充分扩张，患者能够充分地进行气体交换，防止了缺氧和 CO_2 的蓄积。

4. 消除自主呼吸的方法

消除自主呼吸，对呼吸进行调节和控制，常采用肌松药、过度换气、降低 PCO_2、加深麻醉、使用吗啡等呼吸中枢抑制药等方法。

5. 控制呼吸的操作方法

①间断加压吸入法：又称间隙正压呼吸或补偿呼吸，IPPV 或 IPPB，是最常用的一种。方法：患者吸气时，人为地对贮气囊加压。使压力较快地上升，达到预定限度后即为呼气。呼气时自由呼出，直至呼气终末压与大气压相等。此方法操作容易，对生理功能影响最小。使通气/灌注比值维持在 0.8 左右。②持续加压呼吸：又称持续正压通气或持续加压呼吸，CPAP 或 CPPB。方法：于吸气或呼气时都加压，吸气时高些，呼气时低些。用于纠正肺不张、肺间质水肿等治疗。使肺泡气体交换面积得以加大，肺静脉血混流得以改善，提高动脉氧分压。③吸气加压和呼气终末加压：又称压力递增呼吸，或呼气末加压呼吸，或 PEEP，或阻力呼吸，属于连续加压呼吸另一型。即呼气末保持一定的正压（5～8cmH_2O），高于大气压。吸气时也像 IPPV 一样。用于肺顺应性差、肺泡壁肥厚、弹性消失及急性呼吸衰竭的患者、特发性婴儿呼吸困难综合征等治疗，可增加肺功能残气量，阻碍肺泡塌陷，降低静脉血混合，提高 PaO_2，减轻心脏工作量。④吸气加压及呼气负压：又称正负压呼吸，或正负压交替呼吸。吸气时加压 15cmH_2O，呼气时气压低于大气压，一般 -3～$-5cmH_2O$，有利于静脉血液向心脏回流。适应于个别需要提高回心血流量及心力衰竭者的治疗。

6. 控制呼吸次数

控制呼吸的频率，以 16～20（12～24）次/min 为最适宜，接近正常生理，对酸碱平衡扰乱最小。呼吸次数过多或过少均有危害性。

7. 控制呼吸气流的压力

全麻过程中，应当按照具体情况灵活掌握控制呼吸的气流压力。一般吸气压力为 7～15cmH_2O 为宜。足以维持正常通气量，防止忽高忽低。压力过大时可引起呼吸和循环功能变化，甚至使肺内压力迅速瞬间剧烈上升，致双肺破裂。压力过小时则引起呼吸通气量不足，都可引起缺氧。

8. 呼吸幅度

一般吸气和呼气所占时间保持 1:1～1:2。遇有下列情况时吸气和呼气所占时间比值为 1:3～1:4。

①下气道阻塞；②通气功能下降；③通气功能障碍等。在胸腔手术时若要使各肺叶适当扩张，保证潮气量的恒定充足。控制呼吸的潮气量一般为400～650mL，肺气肿者再增加50～250mL。

9．全麻深浅的辨认

可以从控制呼吸辨认麻醉深度。

（1）呼吸阻力：呼吸阻力增加时表示麻醉浅。若控制呼吸很易掌握，贮气囊无阻力，即麻醉已相当深。

（2）呼吸动度：停止控制呼吸后微弱呼吸出现，表示麻醉较浅。反之，麻醉较深，或控制呼吸所用压力过大，过度通气所致。

（3）浅麻加肌松药：应用肌松药后，以其作用时间的长短及剂量的大小来决定呼吸情况。一般情况下用浅麻，做长时间的控制呼吸，比较安全。

10．管理注意

①操作得当：控制呼吸要防止气流压力过大，否则可引起肺泡破裂、张力性气胸和纵隔气肿。②正确辨认麻醉深浅：监测血压、脉搏，观察呼吸类型、深度、眼球的位置、眼内压力、瞳孔的大小、肌肉弛缓程度、皮肤颜色、末梢循环等，以判断麻醉深度，保证患者安全。③保持气道通畅：麻醉期间必须保持气道通畅。应及时吸出气道内的痰、血和脓液，以免液体随气流压入肺泡，影响气体交换；为减少气道阻力，所选用的气管导管不可太细，麻醉机的呼吸活瓣不可失灵；插入气管内的导管尖端斜面不可贴到气管壁；避免钠石灰质量差、作用减退或无作用；一旦出现支气管痉挛时，应及时给氨茶碱等药物治疗。④警惕失误：用循环紧闭式麻醉控制呼吸时，切忌开大麻醉蒸发罐，以防止麻醉过深而出现意外。

11．呼吸紊乱的原因

呼吸管理方法的选择应用，必须针对发生呼吸紊乱的原因。麻醉期间发生呼吸紊乱的原因如下：

（1）患者因素：为呼吸系统的原发病及并发症等所引起的呼吸异常。如肺炎、哮喘、肺心病等。

（2）麻醉因素：①麻醉操作失误：气管导管插入过深，或过浅而脱出；导管扭折；导管过细；导管尖端斜面贴紧气管壁；痰堵导管；腰麻平面＞胸4；高位硬膜外阻滞或硬膜外麻醉平面过广；错用药物及药物合用后出现不良反应等。②麻醉器械故障：麻醉机及呼吸机部件失灵；活瓣失灵；无效腔和阻力过大，钠石灰失效等。③麻醉药的影响：全麻药、镇痛药、镇静药、肌松药、抗生素等都可引起呼吸紊乱。④发生呼吸系统麻醉并发症。

（3）手术因素：①手术体位：如俯卧位、侧卧位及头低足高位等体位可致呼吸紊乱。②手术部位：颅脑、胸科及腹部手术及操作等都对呼吸有影响而致紊乱。

12．辅助呼吸的操作方法

辅助呼吸必须与患者的呼吸同步，是纠正低氧血症最常用的操作方法，根据患者情况而选择不同通气方式。

（1）间歇加压辅助呼吸：适用于呼吸交换量不足或呼吸运动受限的患者。在吸气时，每隔2或3次对贮气囊适当加压辅助，使肺泡有足够的通气量进行气体交换，呼气时不加压贮气囊，靠胸廓和肺的弹性回缩，自由呼出。压力7～15cmH$_2$O（0.686～1.47kPa）。

（2）连续加压辅助呼吸：亦叫补偿呼吸。用于呼吸过分浅表、剖胸后纵隔摆动及反常呼吸明显者。于每次吸气时均施加压力，但时间不宜过长，可以和间歇加压呼吸交替使用。

（3）压力递增呼吸：适用于呼吸浅速，f>35 次/min 者，剖胸手术中或关闭胸腔鼓肺时等。于每次吸气时加压 7~15cmH$_2$O（0.686~1.47kPa），加压到呼气时，使肺内气不完全排出。患者 2 次吸气时，再吸入部分气体，这时不予加压。呼气时继续加压 7~15cmH$_2$O（0.686~1.47kPa）。第 3 次吸气时，再吸入部分气体，呼气时放松贮气囊，使肺内气体全部排出。可充分地增加肺泡的换气量，使萎陷肺膨胀。此法仅短时间使用，应严格掌握适应证。

（4）连续加压呼吸：只用于治疗肺水肿、肺充血和肺不张等，或短时间用于肺手术时，检查支气管残端是否漏气、关胸后排出胸腔气体时。于吸气时施加 7~15cmH$_2$O（0.686~1.47kPa）压力，呼气时 2~4cmH$_2$O（0.196~0.392kPa）。本法呼与吸均为正压，对循环功能干扰大，应严格掌握适应证。以血气分析作为调节通气量、氧浓度及碱性药应用的指标。

四、血容量管理

血容量管理即术中液体管理，液体管理是麻醉科医师面临的临床常见问题和基本功之一，是手术中患者治疗的基础，只有补充足够的血容量才能维持各类创伤性休克及手术中失血、患者的心排血量和组织灌注，也是保证机体内环境稳定，预防进一步病理生理改变、对肾等重要器脏进行保护、防止肾功能衰竭的重要措施。手术者预后较差时常与组织灌注不足有关。故血容量的管理备受关注。

（一）血容量紊乱的病因

1．分类

分为容量不足和容量过多两类。

2．容量不足（低血容量）

低血容量的病因有 8 类。临床患者低血容量的原因可为一个或更多个。

（1）失血：由于创伤、出血和外科手术操作性失血，是外科患者最常见的血容量失调原因，是直接的细胞外液丧失或体液再分布造成的血管内低血容量。

（2）经胃肠道液体丢失：常见有呕吐、胃管引流、腹泻、胆道、胰或小肠瘘等原因，是直接的细胞外液丧失或体液再分布造成的血管内低血容量。

（3）烧伤：直接的细胞外液丢失或体液再分布造成的血管内低血容量。也有体液转移的原因。

（4）多尿：有尿崩症和渗透性利尿等。

（5）第 3 间隙丧失：即指体液（包含水分）转移进入无功能的间隙，即第 3 间隙，引起血管内低血容量。其原因有肠梗阻、腹腔手术、腹膜炎、挤压伤和腹水等。第 3 间隙丧失常伴随有炎症和毛细血管渗透性改变。血管通透性增加。

（6）机械通气：也可引起体液过多丧失。

（7）多汗：高温、高热作业，剧烈劳动等引起。

（8）血管扩张：致体液转移引起的血管内低血容量。

3．低血容量的治疗学分类

可将低血容量分为 5 类，即全血丢失、血浆丢失、体液丢失、血管容积改变等为主低血容量和未控制的大出血性休克。

4．容量过多（高血容量）

主要病因有两类。

（1）排出失常：包括肾衰竭、肝衰竭、充血性心力衰竭、抗利尿激素（ADH）分泌异常综合征（SIADH）。

（2）输液过量：单位时间内输液过快，或输液总量不恰当，使血容量过多。特别是对于颅内高压、肾衰竭、心衰、肝衰者及小儿等易发生输液过量。

（二）容量紊乱的治疗

1．低血容量

及时补充血容量和组织间液。其目的是恢复和维持血容量。

（1）治疗程序：低血容量治疗要有合理的程序，液体和治疗措施选择适当。①循环容量的维持：创伤和手术患者易发生低血容量性休克。主要原因是补液不足，速度不够快。因对急性失血量或体液丧失量低估，或对手术时体液的丧失 4～8mL/（kg·h）也估计不足，补充晶体液要占失血量的 2～3 倍的量不够，麻醉后增加血管内容积不够等，均可出现血容量不足，造成器官的灌注不足，而发生急性肾衰，加重酸中毒和心血管功能障碍等病情病理。②保持血氧携带能力，提高血细胞比容（Hct）至 30%左右：主要通过输全血或红细胞，并充分给氧。也可用携氧液体制剂去基质血红蛋白或过氟碳液。③恢复正常凝血状态和内环境稳定：对创伤手术或大量失血患者要补充血小板、新鲜血浆和凝血因子。并维持 $PaCO_2$ 在正常水平，而不应过度通气。当动脉血液 pH＜7.25 时，少量多次补碱性液。

（2）溶液选择：溶液补充在失血、大手术和创伤的早期，应以含钠的溶液为主。①晶体液：最先选用乳酸钠林格液（平衡盐液），其成分与细胞外液相似，输注后可达到快速补容和电解质平衡，对抗代谢性酸中毒，对肾功能有保护作用；无过敏、无免疫原性、无毒性；可快速利尿排出，造成容量负荷过重的危险性较少，可降低血液黏滞度。但不能携带氧，在血管内存留时间＜1 小时，在急性复苏期后可能引起全身水肿和肺水肿，引起血液稀释性凝血障碍和胶体渗透压降低现象，比胶体液所需要量大 2～3 倍。生理盐水、葡萄糖也最常选用。但生理盐水有高氯血症、葡萄糖致低钠水肿之缺点。②胶体液：单纯用平衡盐液治疗低血容量是不妥当的。常用清蛋白、血浆蛋白液（SPPS）、新鲜冷冻血浆（FFP）、全血和血液成分、右旋糖酐、羟乙基淀粉和明胶制品等胶体液。因其在血管内存留时间长，半衰期为几个小时，不引起水肿，增加心排血量作用强；无致热原、无抗原和无毒性；能达到一定胶体渗透压（COP）；代谢排泄完全，无毒害，无副作用。故在后续液体复苏中，应使用胶体液，以减轻心、肺和脑等重要脏器的水肿负担。缺点是易引起电解质失衡和容量负荷过重等。且右旋糖酐、明胶溶液和羟乙基淀粉等人工胶体溶液只能限量输入。③高渗液：用 3%～7.5%氯化钠输注能快速升高血压，增加心排血量，改善患者循环功能，且对心肺功能干扰小，不增加颅内压和用量小等优点。静脉输入 3～4mL/kg 高渗盐水（2400mmol/L）后，可显著改善微循环功能。适用于心肺功能差者，复苏效果好。但会造成局部组织损伤，且经血管渗出，使血容量很快下降。加入 6%右旋糖酐 70 制成的高渗高张溶液（HSD），可减少以后的输液量，为低血容量治疗的新型溶液。

（3）低血容量缺乏的程度：根据中枢神经系统、心血管系统、胃肠道、代谢、组织等方面的症状和体征，可以判断低血容量缺乏的程度。循环对缺乏有效血容量的反应为 3 期：Ⅰ 和 Ⅱ 期容易治疗，Ⅲ 期治疗除补充容量外，需要药物治疗，以恢复血压和增加组织灌注，仍以多巴胺、多巴酚丁胺和氨力农等较好。如某些患者在达到 Ⅲ 期前，不能恰当纠正低血容量时便会转变成休克的"不可逆"期。

（4）低血容量治疗的监测：因临床上低血容量的体征很不可靠，故监测心率、血压、CVP、PCWP 和 Hct 在急性出血后是有价值的，对危重患者不可靠，在大手术后常采用，但不能反映血容量的快速变化和对治疗的反应能力。除监测血流动力学变化外，更可靠的方法是测定心排血指数、氧释放和氧消耗。CVP 或 PCWP 的监测，代表心充盈压，其变化参考为：当 CVP 或 PCWP＜3mmHg 时应继续输液；当为 3～5mmHg 时暂停输液，10 分钟后再估计；当＞5mmHg 时应中断输液。

2．血容量过多

应及早识别血容量过多，因其造成容量负荷过重和肺水肿等，一旦发现，尽快正确处理，以减少后遗症。处理方法如下：

（1）限制液体输入。

（2）用利尿药：如果发生肺水肿，用呋塞米和氨茶碱等利尿药利尿。

（3）慢性肝衰所致高血容量的治疗：由于肝蛋白合成受损和门脉高压，使血管内液体向间质内转移。在降低总体液量时，要维持血管内容量和肾灌注，可采用襻利尿药和增加血管内渗透压的利尿药、腹腔穿刺放液（4L/d）、限钠饮食［50mmol/（L·d）］和静脉输注白蛋白（腹腔穿刺术后 40g）等治疗。

3．未控制出血性休克的低血容量

创伤和手术中意外大出血时，低血容量治疗是一个很棘手的问题。

（1）低血容量面临的治疗问题：未控制出血所致的低血容量治疗面临的问题：①大量输液的同时大量出血的现象导致急性冲洗性贫血，Hct 急骤降至 10% 以下，极易发生心搏骤停，大量输液可加快死亡；②确定低血压的耐受程度和时间限制；③要确定最佳治疗方案，预防多器官功能衰竭。

（2）治疗重点：未控制出血性低血容量的治疗应以预防心搏骤停为重点。在有效止血前，既要防止大量输液造成过低血细胞比容，也要防止血压过低。

（3）限量输液：为了避免大量补液的危害，提高限量输液的效果，为输血和有效止血争取时间，用以下几种液体治疗：①去基质血红蛋白：为高度纯化的血红蛋白分子，其氧离曲线与红细胞相同，在循环中半衰期为 7 小时。有携氧作用，可提高组织氧分压；有吸收血浆中 NO、使血管收缩的作用，静脉收缩强于动脉，加强组织内血液向心回流，起到抗休克裤的作用；增加心、肾、脑血流，减少肌肉皮肤血流，胃肠血流保持不变，对防止未控制出血患者心搏骤停很有益，但有价格昂贵、半衰期较短的缺点。②高渗溶液：输注高渗-高浓度氯化钠和右旋糖酐液 250mL，可有效防止心搏骤停，提高存活率。③过氟碳乳胶液：有携氧作用，可提高血氧含量，同时应充分吸氧。

（4）术前准备：在麻醉前输血；监测指导低血容量治疗，积极争取时间进行治疗，不必等待实验室化验结果。要正确掌握手术指征，为此要不断学习。

（三）电解质、酸碱平衡紊乱的处理

1. 高钠血症

钠是构成细胞外液主要的渗透活性溶质，容量不足时伴有高钠血症等。常见有水分摄入减少、经胃肠道或皮肤的丧失增加，利尿和尿崩症等。处理高钠血症患者的补液速度很重要。若要避免快速补液产生的脑水肿，对急性高钠血症患者，起初 12 小时之内输入所预计的容量缺乏的一半；对几天之内发生的容量缺乏，补充要在 2～3 天内完成。

2. 低钠血症

发生低钠血症可伴有低血容量或高血容量。

（1）低血容量：当伴有低血容量时，患者有不断从胃肠道引流或进入第 3 间隙的液体丢失，或不恰当地补充了低张液体。解除病因的同时，补钠、补水，根据生化检验结果，补充合适的液体。

（2）高血容量：伴有高血容量时，常继发于充血性心力衰竭或肝硬化。治疗要限制输液，利尿，当血钠达 125mmol/L 时，应停用高张盐水。

3. 酸中毒

低血容量性休克常伴有代谢性酸中毒，可用碳酸氢钠输注纠正。

五、早期拔管的管理

手术结束后，由于麻醉药物的残留作用，还需要有一定的时间来代谢和排泄。经手术创伤打击的机体，呼吸、循环和各个脏器的功能受到不同程度影响，术后也要有一个恢复过程。近年来早期拔管是"快通道"心脏外科麻醉的重要环节，早期拔管减少了术后呼吸系统并发症，对心血管系统无明显不良影响，减少了患者在 ICU 的停留时间，降低了医疗成本。但麻醉后早期拔管会出现许多的问题，严重者可危及生命，其管理非常重要。

（一）拔管要求

拔管后的要求是，患者应有满意的通气量、正常的呼吸模式、完善的保护性反射及肺功能，没有异常的呛咳和躁动，循环系统更应平稳。但是临床上在拔管时及拔管后往往会出现一些问题，未能完全达到上述要求，必须加强管理，确保术后安全。

（二）拔管标准

早期拔管的时机，一般应选在心外科手术后 4～8 小时。早期拔管不仅使肺部转归得到改善，且可减轻术后护理强度和费用。拔管的临床标准如下。

（1）生命体征平稳：血压、脉搏、呼吸在正常范围。吞咽反射恢复、呛咳反射活跃是拔管的必要指征。且术后无活动性出血、无心律失常及重要脏器并发症。CPB 术后血细胞比容＞0.25，中心温度＞36℃。

（2）清醒：患者辨时、辨向、辨位、辨认等能力恢复。应答反应好。

（3）心肺功能恢复满意：充分逆转全麻药及肌松药作用、纠正各种病理性或医源性的通气不足。如果有残余肌松药作用或器官功能不全，难以维持满意的心肺功能时则不宜拔管。以呼吸模式、呼吸肌力、气道功能、气体交换情况及血流动力学稳定性等，为评价心肺功能的标准。

（4）呼吸肌力的评价：逆转残余肌松药作用，使自主呼吸和肌力恢复，要求达到如下标准。①四个成串刺激（TOF）：＞0.7，表明呼吸肌力已恢复满意，或双倍强直刺激比 TOF 更重要。②抬头试

验：患者能抬头 5 秒试验是最简单可靠的指标。此时 TOF 为 0.7～0.8，但临床上 TOF 少用。③最大呼气压（MIP）：MIP 必须达到＞－150mmHg，才能维持满意的分钟通气量。MIP 为－225.6mmHg 时，100％的患者拔管成功。当 MIP＜－300mmHg 时，仍可能发生拔管后气道阻塞时，可插入口咽通气道，以保证气道通畅。

（三）拔管技术

拔管操作的技术性、技巧性均很强，是麻醉医师的基本功之一，必须引起足够的重视。应按以下顺序顺利完成拔管。

（1）确认拔管指征：拔管前，应先确认呼吸功能已恢复至满意程度，已完全达到拔管指征，拔管后不会出现气道阻塞等问题。

（2）吸痰：拔管前必须充分吸痰，吸净咽腔内的血块及分泌物。拔管前先正压吸入纯氧，利用套囊下方压力大于套囊上方压力之差，将分泌物推入咽腔，然后吸净咽腔痰液，排空套囊后拔出导管。

（3）窥视：拔管前用喉镜轻柔地窥视咽喉部，及早发现咽喉水肿或损伤、出血等，在直视下吸净咽腔内血块等。

（4）苏醒：患者清醒后拔管易发生呛咳或喉、支气管痉挛，对于气道特别敏感的患者，深麻醉下拔管也可取。

（5）用药：在拔管前适当时刻（1～2分钟）静注适量利多卡因（1～2mg/kg），是拔管很实用的技术。抑制呛咳和拔管时的呼吸和心血管应激反应，可有效地防止 ICP 和眼内压升高。拔管前用 β 肾上腺素受体阻滞药艾司洛尔、拉贝洛尔或硝酸甘油等静注，也可起到相似的有效作用，对冠心病更有意义。

（6）分步拔管法：对可能发生气道阻塞等危险者，有心血管功能异常者，适当选用利多卡因等药物，在呼气期避免任何刺激性操作，正压吸入 100％氧，然后在吸气期拔除气管导管，可以最大限度地减少呛咳、喉痉挛及心血管反应的发生率。

（7）开放气道：对于清醒不彻底者或气道平滑肌仍有松弛时，拔管后应立即托起下颌或使颈后伸位，以开放气道。用面罩以 30～60mmHg 正压辅助呼吸，吸入 100％氧，持续监测 SpO$_2$ 和血气变化，此操作可判断患者呼吸模式、通气量及气道开放满意与否，如有异常，立即处理。

（四）拔管时生理功能紊乱的处理

1. 气道改变的处理

拔管后鼓励患者深呼吸，尽量避免二次插管，当出现各种呼吸功能异常时，分别处理如下。

（1）喉痉挛：是由于刺激引起喉上神经强烈兴奋，致环甲肌持续内收和声门长时间关闭的后果。这是气道的一种保护性反射，当进行咽腔吸引或因导管移动、局部受到血液或分泌物刺激时，都可诱发喉痉挛发生，导致通气量锐减，迅即发生低氧血症。自主呼吸时，喉内收神经兴奋阈值随呼吸周期而发生明显变化，呼气期阈值较低，此时拔管最易发生喉痉挛。一旦发生喉痉挛，应即正压吸入 100％氧。情况十分紧急时，可用 18 号输血针头行环甲膜穿刺，导入氧气，急救效果显著。

（2）上气道肌肉松弛：为一常见的拔管后气道阻塞原因，是肌松药残余效应所致。阻塞部位在舌、软腭或会厌。是因这些组织松弛下垂与咽壁密贴，使气体不能进入气管而梗阻。采用仰头、伸颈、举颏等方法处理，使舌骨前移，可有效地开放气道。

（3）上气道组织水肿：舌、软腭、悬雍垂及咽喉等部位的水肿，也可阻塞气道。水肿原因有器械损伤、导管或通气管压迫、粗暴地吸引操作、妊娠期激素应用、消毒液刺激及过敏反应等。预防：口腔手术时，压舌板持续压迫舌根，引起静脉和淋巴回流障碍，导致舌肿胀，若定时松开口器，能消除或减轻这种危害；注意勿使头颈过度屈曲，也可避免其静脉回流障碍。

（4）颈部血肿：见于颈部手术后，局部血肿形成后可发生严重气道阻塞，既可直接压迫气道，又可使头面部、咽喉部静脉、淋巴回流受阻，因发生组织水肿而阻塞气道。应立即清除血肿，行面罩通气或再插管。

（5）声带麻痹：因喉返神经或其分支损伤所致，常见于颈部手术；气管导管过粗、插管动作粗暴或气囊充气过度、且位置不当等，也可因压伤甲状软骨内板黏膜下的喉返神经前支引起。一侧声带麻痹表现为声嘶，双侧麻痹则立即导致气道阻塞，需迅速再插入气管导管或气管造口术进行急救。

（6）喉关闭不全或吞咽功能改变：喉关闭不全较多见，且是易被忽视的拔管后并发症，因导管压迫或肌松药残余效应所致。可致拔管后误吸。患者清醒后、并逆转肌松药作用后拔管可减少其发生率。颈部活动受限的患者应置口咽气路。

2. 呼吸中枢调节功能改变的处理

全麻中吸入麻醉药及阿片类药等，均可抑制呼吸中枢对缺氧或 CO_2 的调节，且可持续到拔管后较长时间。

（1）吸入全麻药：抑制呼吸中枢作用以恩氟烷最强，氟烷次之，异氟烷、七氟烷和地氟烷最轻。

（2）阿片药：可产生与其剂量相关的呼吸中枢抑制作用，吗啡和芬太尼全麻后，呼吸可有再抑制现象，为体内蓄积的药物再次释放入血所致。处理为吸氧、刺激呼吸、适当采用头高位等。

（3）咪达唑仑：抑制呼吸中枢对缺氧和 CO_2 蓄积的快速通气反应，但较阿片类药要轻，且这种抑制作用可被氟吗西尼拮抗。

（4）肌松药：能抑制颈动脉窦胆碱能受体，而削弱呼吸中枢的通气反应。

3. 肺功能改变的处理

全麻及手术均可导致肺功能显著改变，且持续到拔管后一段时间。

（1）功能残气量（FRC）：拔管后 FRC 明显下降，大多在拔管后 1 小时下降，尤其胸部或腹部手术。FRC 下降可引起肺不张和 $\dot{V}/\dot{Q}$ 失调，损害气体交换和降低氧储备等作用功能。良好的术后镇痛，可使 FRC 恢复正常。

（2）低氧血症：低氧血症拔管后常见，即 SPO_2 低于 90%。分为两类：①术后早期低氧血症：因通气不足、气道阻塞、$\dot{V}/\dot{Q}$ 失调、$P_{(A-a)}O_2$（肺泡气—动脉血氧分压差）增大、弥散性缺氧、肺内分流增大、HPV 抑制及心排血量减低等。处理方式为辅助吸氧。②术后晚期低氧血症，原因有 $\dot{V}/\dot{Q}$ 失调、原有肺疾病、高龄及过度肥胖等。处理方式为辅助吸氧。

（3）呛咳：因各种刺激所致，使通气量迅速下降，减低肺容量和 FRC，导致肺不张。

4. 循环改变的处理

拔管操作可引起短暂而强烈的血压上升和心率加快，持续 5～15 分钟。对于下列患者有重要意义。

（1）冠心病：术后拔管时心脏射血分数明显下降。

（2）冠状动脉旁路移植术：拔管时有心肌缺血。

（3）妊娠高血压：剖宫产术后拔管可致强烈心血管反应，可增加脑出血及肺水肿的危险。

（4）儿茶酚胺：大手术拔管后 5 分钟内，肾上腺素从 0.9μmol/mL 迅速上升到 1.4μmol/mL，去甲肾上腺素无明显变化。

（5）加强术后镇痛：术后良好的镇痛，可使术后缺血率从 40%～48%降至 15%～19%，利于患者术后翻身排痰，早期下床活动，减少术后肺炎和肺不张发生率，改变肥胖患者肺功能，加速恢复。

六、麻醉质量检查

麻醉科应由科主任或主治医师对麻醉工作质量进行不断的检查。分两种形式，一是定期（15～30 天）检查。检查后进行小结、讲评，并将结果进行专门保存；二是临时检查。配合上级医疗行政部门或为了达到某一目的而随时进行。及时发现薄弱环节，有利改进工作，提高麻醉质量。

（一）质量判定内容

应针对具体患者具体分析。应区分选择性手术与急症手术、一般患者与重危患者、有严重并发症与无并发症等，分别对待。一般说来，衡量一次麻醉的质量可从以下方面考核。

（1）麻醉诱导：是否平顺，如硬膜外阻滞麻醉的穿刺、置管及诱导期有无特殊周折；气管内麻醉诱导插管时是否顺利等。

（2）麻醉效果：是否满足手术要求。

（3）麻醉深度掌握：是否恰当，麻醉期间患者生理参数指标维持是否稳定，如果不稳定，能否及时纠正。

（4）并发症处理：并发症及后遗症处理是否正确、及时，麻醉时有无差错、意外等。

（二）质量衡量依据

衡量麻醉工作质量的依据有 7 项：①麻醉成功率；②麻醉中意外事件的发生率和致死率；③麻醉后遗症的发生率。以上 3 项应统计总数，但也应区别性质并做客观分析；④开展麻醉的种类，麻醉方法的改进和新技术的应用情况；⑤麻醉医疗文件的质量及资料保管情况；⑥教学质量、训练成果和论文、专著数目；⑦科研成果和科技开发成果。

第五节　麻醉风险管理

麻醉区域是个不安全的地方，所有的麻醉均存在一定的风险。麻醉科医师要时刻警惕，严格执行安全操作规程，防止出现不良后果或发生任何事故，达到保护患者、保护自己的目的。

一、麻醉风险

（一）麻醉致死率

麻醉的安危是重要课题，关系到围术期患者的安全。麻醉的危险性体现在麻醉致死率和麻醉致病率。麻醉死亡，国内外尚无明确定义。一般认为，在麻醉过程中，由于各种相关因素，如麻醉药物、麻醉方法和管理等的影响，使病人的重要生理功能发生失代偿或生命体征不稳定，导致病人死亡，称之为麻醉死亡。其发生率如下。

（1）国外：1980年以来，麻醉致死率为1:10000，并有下降趋势。不同国家报道麻醉死亡不同。美国为0.9:1万，英国1:186056，法国1:13207，澳大利亚1:26000，最近报道为1:100000。

（2）国内：无麻醉死亡调查，从上海、武汉和沈阳等地数据看，比国外稍高，1:1～1.5:10000。最新报道四川大学华西医院（过去5年里）1:50000。

（二）麻醉死亡原因

1. 与麻醉相关因素

①麻醉器械故障，造成死亡和身残，包括麻醉机故障、气源搞错、喉镜失灵、氧导管堵塞、吸引器负压不大、监测仪和除颤器故障、供氧和供电中断等。②麻醉药过量。③术前患者准备不够和麻醉选择不当。④术中、术后监测不严密或失误。如缺乏循环、呼吸监测。⑤麻醉管理不当和处理不及时。如麻醉中低氧血症、高碳酸血症、误用麻醉药或治疗用药、输液过多、急救药品、器械准备不足及搬运动作过大等。⑥患者本身疾病引起。如心脏病、高血压、糖尿病和肝硬化等。⑦手术意外失误，如大出血、创伤和误伤等。⑧过敏和特异质反应。

2. 麻醉中突发事件

①急性气道堵塞：窒息死亡，如甲状腺次全切除、气管插管误入食管、导管脱出气道。②脑血管意外：高血压危象致脑卒中。③内分泌意外：术中恶性高热、肺栓塞等。④迷走神经反射：如常见的胆心反射、眼心反射等。⑤骨黏剂反应：如骨水泥中毒或过敏反应。⑥手术操作意外：误伤大血管出血，⑦麻醉并发症：如气胸、心脏压塞、心律失常、动脉破裂等。

二、麻醉意外的防治

在麻醉致死原因中，不少是可以避免的，关键是要树立预防为主的思想。

（一）麻醉风险因素

（1）病人因素：是麻醉医师麻醉思维和决策的主要因素。高危人群麻醉风险高于一般病人，急症手术病人麻醉风险比择期手术病人更是明显增加。

（2）麻醉因素：麻醉本身就是风险。麻醉医师的能力和麻醉科的设备优劣都可能成为麻醉风险的主要因素。

（二）加强防止麻醉意外意识训练

针对以下原因，以高度责任心，主要是加强预防，增强防患于未然意识，减少意外发生。

1. 使用药物不严格

主要是麻醉药物本身的风险。用后未严格观察，未能事先发现苗头，失去抢救时机。

（1）药物过量：不能掌握各种药物的浓度、用法和用量等。①全麻药用量大，全身麻醉过深，静脉全麻药剂量过大或注射速度过快；②局麻药用量过大，如2%利多卡因局部浸润>10mg/kg或>7mg/kg；③两种以上药物间的协同或强化作用；④辅助用药量大，如自主神经阻滞药、升压药用量过大。以上情况未能及时发现和处理，均可发生危险。

（2）药物过敏反应：发生率硫喷妥钠1:29000～1:31000，丙泊酚1:3000000，琥珀胆碱、筒箭毒、泮库溴铵1:5000。盐酸普鲁卡因，青霉素、链霉素等抗生素，右旋糖酐，羟乙基淀粉，明胶制品，细胞色素 C，输血等，均可发生过敏反应。

（3）药物变质：如硫喷妥钠等变质。

（4）患者用药禁忌：如脑外伤及颅内压高时应用吗啡。颈部炎症或呼吸道梗阻使用硫喷妥钠。甲亢患者使用肾上腺素。

（5）错用药物：配制时装错药液。标签写错药名。使用时看错药名或不懂药物的性能而盲目应用。输错血型。用错氧气，如误将氮气为氧气吸入等。

2．麻醉机械故障

未及时发现和处理麻醉时的机械故障，导致缺氧、窒息、心跳呼吸骤停。

（1）人工呼吸无效：应用肌松药后，人工呼吸无效，导致低氧血症。

（2）钠石灰失效：使 CO_2 蓄积，出现高碳酸血症。

（3）麻醉机出现故障：如阀门、活瓣、流量表、蒸发罐失灵等各种故障。

（4）导管管道失误：导管及管道扭曲、漏气、导管连接处脱接或导管脱出声门裂。

（5）呼吸机失灵。

3．患者因素

麻醉医师要认识麻醉时的患者生理功能失常，认识高危人群。

（1）呼吸功能障碍：最常见的是对呼吸系统疾病估计不足而发生失误，引起严重后果。①呕吐物、异物、分泌物等阻塞气道或导致支气管痉挛；②通气量不足及吸入氧气不充足，中枢抑制、椎管内麻醉平面过高，体位不当，人工控制呼吸不得法等而吸入氧不充足；③肺循环障碍，如肺水肿及肺充血等。

（2）循环功能障碍：受麻醉药等因素的影响，或麻醉医师操作不当，心血管功能发生变化。①失血量补充不足，术前准备不够，或术前病情了解不细，致术中严重低血压和休克；②心衰；③肾上腺皮质功能不足；④输血过量。

（3）代谢紊乱：临床上最常遇到代谢严重紊乱的患者，稍不注意易发生失误。①体液丢失，如中暑或高热；②呼吸性和代谢性酸血症和碱血症；③电解质失调，如高血钾、低血钾和低血钠。

4．麻醉选择不当或失误

麻醉方法或药物选择不当或失误，增加患者痛苦，甚至危及患者生命。

（1）椎管内麻醉适应证过宽：脾破裂误诊肠穿孔，或休克患者未补充血容量，而选用椎管内麻醉，致严重低血压和休克。

（2）违犯用药禁忌：哮喘患者等使用硫喷妥钠等，诱发哮喘发作。

（3）违犯麻醉选择禁忌：肠梗阻患者用开放点滴麻醉，诱发呕吐物误吸，甚至窒息、死亡。

（4）术前诊断失误或准备不足：张力性气胸未作闭式引流处理，就仓促进行气管内插管和施行正压控制呼吸。

（5）麻醉用药选择失误：颈部血肿、巨大包块压迫气管，使气管扭曲移位，麻醉诱导错误地使用了琥珀胆碱等。

5．责任性因素

麻醉科医师业务水平过低引起，一些麻醉事故是可以避免的。

（1）判断错误：全麻误深为浅，血压高误认为低而处理。

（2）缺乏识别能力：缺氧及 CO_2 蓄积不能及时识别。

（3）输液量识别错误：输血输液过多反误为液体补充不足。

（4）掌握麻醉深浅失误：不会辨别麻醉深浅，只会深麻不会浅麻。

（5）使用肌松药失误：误认为肌松药三碘季铵酚不会影响呼吸（指不抑制呼吸），在不做气管内插管，又不做辅助呼吸的情况下使用之，引起严重呼吸抑制。

（6）麻醉操作失误导致气胸：过于相信颈路（肌沟法）臂丛阻滞并发症少，不知会有并发气胸的危险，在应用时不注意、不慎重而损伤胸膜引起气胸。

（7）血细胞比容过低：抗休克时过分强调平衡盐液的使用，使之用量过多、速度过快致使血液过度稀释，造成氧含量减少，而引起肺水肿和呼吸困难综合征

（8）催醒并发症发生：东莨菪碱静脉复合全麻时，应用催醒宁等药催醒时引起血压过低，脉搏过慢，未能及时发现和处理。

（9）体位性损伤失误：手术中肢体受压过久，或过度外展牵拉造成肢体压伤，或引起臂丛等神经麻痹，或坐骨神经麻痹。

（10）麻醉后截瘫：椎管内麻醉消毒不严格，不符合卫生学要求，或误用未经消毒的药品、器材引起脑脊膜炎或硬膜外脓肿等严重感染。

（11）椎麻后神经并发症：椎管内麻醉穿刺时位置不正确，偏向一侧，穿刺引起脊神经根机械损伤；或出现触电感后，未停止麻醉操作，仍持续进针或置入导管，盲目操作致使肢体麻木、疼痛或截瘫。

（12）全脊麻：硬膜外麻醉穿破硬膜未能及时发现而导致全脊髓麻醉。

（三）提高业务技术水平

由于麻醉科医师经验不足、水平有限、能力不够而发生麻醉失误或事故不在少数，要防范麻醉事故，当务之急是培养和提高麻醉科医师的素质和水平，以适应医学水平的不断发展和手术患者及社会对麻醉的更高要求。

1. 改变领导观念

各级领导要重视麻醉专业人员的培养，重视麻醉科的建设和发展，要把麻醉专业看作是智力投资的工作，加强人才培养和设备更新。

（1）麻醉科医师应熟练本职业务：麻醉医师资格认证制度必须严格执行。麻醉医师一旦被录用，要加强训练，重视培养。培养中要高标准、严要求，着重提高理论和操作水平。熟悉业务，会麻醉，会管理呼吸，会抗休克，会复苏，对操作和监测标准要熟练掌握，成为名副其实的麻醉科医师。

（2）麻醉科医师要德才兼备：实践证明，没有经过严格训练的护士、技士或其他非医务人员改行做麻醉工作，是难以胜任麻醉、抗休克及复苏等业务技术工作的，也是绝对不允许的。麻醉科医师最好选择医大本科毕业生，或具有 2～3 年实践经验的外科医师。要德、才、体并重。只有基础好、有干劲、有技能、责任心强，并加强管理，才能提高麻醉质量、防止事故的发生。

（3）麻醉科医师人数应充足和够用：以便更好地开展麻醉、抢救、治疗和科研工作。否则一个人日以继夜不知疲倦地工作，容易发生事故。

2. 注重毕业后教育

麻醉科医师要有广泛的知识。既要有内、外、妇、儿科等临床知识，也要有生理学、解剖学、病理生理学、药物学、生物学、有机化学、物理学等基础知识。采取各种形式的继续教育，不断加强有关临床医学和基础医学的学习，提高业务水平和业务素质，以降低和避免麻醉致死。

3. 开展学术交流

麻醉科医师要虚心学习各兄弟医院的新经验，包括请进来，走出去及参加各项学术活动，取人之长为我长，以适应形势发展的需要，不断开展新麻醉业务，确保手术患者安全。

4. 重视麻醉的研究和知识的更新

麻醉科医师要经常开展麻醉专业的临床研究，提高技术业务层次，增加预防和处理麻醉事故的能力。

（四）配齐设备和加强监测

麻醉设备是麻醉安全的必要条件，配齐麻醉设备和加强监测是提高麻醉工作质量，防止麻醉事故的重要措施之一。

1. 配备必需的设备

麻醉科应配备常规的临床设备，如麻醉机、监护仪、除颤器和微量注射泵等。把由设备故障导致的意外降低到最低限度。麻醉机的功能要齐全，要添置必备的监测仪器，保障患者麻醉中的安全。在配齐基本设备的工作环境条件下，要做好麻醉器械故障的预防和处理，对麻醉机及附件使用前，按程序进行检查。对麻醉工作中的仪器故障，若得到及时的处理，能最大限度地在仪器使用中保障患者的安全。

2. 改善麻醉设备

麻醉致死也与麻醉装备落后、麻醉设备陈旧有十分密切关系。更新陈旧的麻醉机、监测仪和呼吸机是降低风险的一个关键因素。

3. 加强监测及准确处理

有价值的监测仪增加了麻醉前、中、后的安全性。保证每一例手术都应在有基本监护的条件下进行麻醉。但监护仪不能代替麻醉医师的观察。麻醉中要精力集中，密切观察患者病情，监测要严密，遇有变化查出原因，及时准确处理。如估计有代谢性酸中毒时应给予碳酸氢钠纠正，忌拖延耽误，必要时请示上级医师协助处理。

（五）严格执行规章制度

1. 提高执行各项制度的自觉性

应严格执行规章制度和操作规程。任何时候都要以制度来规范自己的行为，减少或避免麻醉失误发生。做老实人，说老实话，办老实事，经常检查自己执行制度和履行责任的情况。

2. 增强质量意识

养成一丝不苟的习惯，不贪图省力和草率行事对防止不良事件和处理危急情况很有帮助。要做到4个一样：有人监督和无人监督一样，小麻醉和大麻醉一样，白天和晚上一样，急诊手术和非急诊手术一样。科领导要以身作则，做群众的表率。

3. 麻醉工作规范化

现代麻醉需要一个共同的团队和规范的指南，要求麻醉医师工作要有条不紊，忙而不乱，绝不嫌麻烦。小儿手术，麻醉前一定要测体重、一定要禁食、一定要用颠茄类药物。中、大手术一定要先做好静脉穿刺，保持静脉开放，保证有一个抢救给药和紧急输血输液的途径，然后实施麻醉，再开始手术。

4. 坚守岗位与分工明确

麻醉科医师不得擅离工作岗位，更不得擅自离开患者。必须离开时，一定要有人接替观察患者，并做到交接清楚。全麻时，需要两人同时施行麻醉时，责任要有主有次，分工要明确，防止互相依赖而误事。

5. 用药目的明确及认真查对

麻醉和手术期间所用药物及输血输液要做到"三查七对"。对药名、剂量、配制日期、用法、给药途径等要经两人认真查对，准确无误后方可使用。特别注意最易搞错的相似药物。如普鲁卡因和丁卡因，异丙嗪和异丙肾上腺素，肾上腺素和苯肾上腺素等。

6. 麻醉思路清晰

麻醉中要维护循环系统功能稳定，重视呼吸管理，预防和及时处理低氧血症和高碳酸血症，并做好麻醉药品的保管工作。将要用的麻醉药液放在固定的麻醉台上，防止与巡回护士的输液台相混。复合麻醉药液的静脉液体，要放在麻醉科医师较近位置。输液瓶中麻醉液体的多少要有明显标志（如贴一胶布），便于观察和管理。及时调节麻醉深度，亲自掌握麻醉药液的输注速度，防止他人"帮忙"而发生事故。

（六）带教从严及要放手不放眼

分配麻醉工作任务时，要在保证患者安全的前提下，照顾教学。在带教实施麻醉前，做必要的示范讲解。实施操作中要放手不放眼。如有技术操作上的困难，不可勉强从事，必要时由带教者亲自操作。

（七）高度重视术前访视和麻醉前准备

临床麻醉工作有不可预见性的特点，麻醉医师手术前一天应常规访视手术患者，全面了解病情、病人本身及家属对治疗的期望值，充分估计麻醉手术的危险性。认真做好麻醉前准备，备好所用的仪器、设备、各种抢救药品等，方能开始麻醉。

（八）临床创新工作要科学管理

要严肃谨慎地对待开展新业务、新技术、新药物。使用前有周密计划，报告上级领导批准。事先必须详尽阅读有关文献资料，全面了解药物的性质、特点、副作用，并有积极的预防措施，做到确有把握，以防茫然无所适从。并鼓励医师围绕麻醉的安全与有效性进行创新性研究，促进麻醉质量的提高。

（九）正确处理麻醉意外

重大麻醉意外发生后应积极抢救，及时辅助呼吸，在上级医师协助下控制事态；应详细地做好抢救记录；隔离可疑仪器、药品，上报有关部门。同时做到如下几项。

1．科学总结与吃一堑长一智

一旦发生意外事故，要认真地、实事求是地向上级汇报，绝不能隐瞒不报。要按级负责，领导要深入调查。对于事故要认真分析，严肃处理。总结经验，吸取教训，防止再次发生类似的差错事故。要抓苗头，防微杜渐，不断提高麻醉质量，确保安全。

2．认真讨论与共同提高

对麻醉意外、死亡病例，要组织全科或与临床科的病例讨论会，共同进行讨论。对疑难问题和有意义的病例应充分讨论，研究、分析，找出致死原因，总结经验教训及暴露麻醉工作中的缺点、错误，并将讨论结果向上级领导报告。

（十）麻醉质量控制

临床麻醉的管理重点是手术患者的安全，麻醉学为临床医学中的高风险的专业，麻醉质量尤为重要。要建立健全质控组织机构和质控体系，不断改善麻醉质量。忽视质量问题必然遗留明显隐患。

三、麻醉污染预防

麻醉污染，系指麻醉时挥发性液体或气体全麻药逸出致手术室内空气污染，消毒性液体或气体对手术室的污染，及噪声污染等，影响在手术室内工作人员的健康。

（一）麻醉污染的原因

1．全麻药

国内外应用气体和挥发性液体全麻药仍然很普遍，造成麻醉对大气的污染。

（1）吸入麻醉药逸漏：吸入全麻药容易漏出而污染手术室的空气。即使选用半紧闭或紧闭式麻醉法也同样，只是受污染的程度不同而已。

（2）选用吸入麻醉方法不当：实施开放或半开放式麻醉法，全麻气体或蒸气被混杂到手术室空气中，造成空气污染极其严重。

（3）麻醉污染程度不一：在同一间手术室内麻醉污染的程度各处不一样，接近手术台患者头部附近浓度最高。故麻醉科医师比手术医师、护士受污染的机会和程度更大。比较麻醉科医师和外科医师鼻腔部位的全麻药浓度，前者为后者的5～70倍。

（4）使用科学仪器测定：麻醉污染程度需要使用仪器测定，如用红外线分光计测定氟烷浓度，以气体色谱分析法测试混合气体。

2．化学物质

用于空气、器械和手臂消毒的液体气雾和气体，以及各种清洁剂等也会造成手术室内空气污染。

3．感染因素

经常有传染病患者存在，易致污染。如传染性肝炎、传染性肺结核等。麻醉医师经常和感染的患者接触，如与烧伤、化脓感染、铜绿假单胞菌感染、气性坏疽感染等患者接触而使自己受感染机会增多。

4．生活无规律

麻醉医师的麻醉工作时间长，常常不能按时进食和休息，经常处于生物钟紊乱、疲劳状态中，使抵抗力降低。

5．精神紧张

麻醉科医师经常在抢救危重患者时思想高度集中、紧张等，使皮质类固醇分泌增多，通过中枢内分泌系统使免疫防御功能减退。

6．放射线

术中造影及摄片或在放射线辐照下施行麻醉的机会日益增多，麻醉科医师可遭受放射线的直接损害而影响健康等。

7．噪声污染

噪声污染指手术室内的不悦耳、可造成情绪紧张的声音。它来自医务工作人员的动作、交谈及机器设备工作时的声音，以及常规手术操作所产生的声音，如手术器械的相互接触撞击声，给患者做气管内吸引、手术器械放入弯盘、器械台及麻醉台轮子滚动及呼吸机的响声，各种监测仪器的报警声等。

（二）污染的危害

1．污染对健康产生危害的途径

麻醉污染对健康造成危害，通过以下途径。

（1）直接损害：全麻药对机体细胞有直接损害作用。

（2）抑制免疫反应：全麻药进入体内抑制机体免疫反应，使白细胞的吞噬作用和淋巴细胞转化活动受到抑制，机体抵抗力降低。

（3）间接损害作用：全麻药吸入体内，其代谢产物直接损害机体细胞，或对机体造成间接影响。

（4）接触传染：麻醉医师直接接触传染病患者，或经常接触有致病菌存在的患者机会较多，被感染的机会增多，如传染性肝炎、肺结核等。

（5）接触腐蚀性损害：化学物质，如空气消毒的甲醛（福尔马林）蒸汽、乙醇、苯扎溴铵、过氧乙烷等消毒剂，长时间的对接触者进行腐蚀作用。可对麻醉医师气道黏膜、眼结膜、胃肠等产生直接的损害作用，发生组织慢性充血、增生、萎缩等炎症。

（6）直接损伤作用：放射线对接触者的机体细胞有直接损伤作用。

（7）噪声污染损害：噪声>40分贝（dB），对人体有直接损害作用。可造成机体内分泌、心血管和听觉系统的生理改变。如刺激垂体-肾上腺轴，使下丘脑核释放 ACTH，引起皮质激素的分泌增加和髓质分泌肾上腺和去甲肾上腺素增加，使周围血管收缩，血糖和血压升高。超过 80dB，可使有的人听力减退。达 90dB，影响患者休息和安睡，影响麻醉医师的思想集中，使其精力分散，思绪中断，工作中质量下降，容易出现差错和事故。

2．污染对机体危害的后果

麻醉污染和噪声污染均对麻醉科医师的机体产生非常严重的后果，分述如下。

（1）立即产生不良反应：感到疲劳、头痛、皮肤瘙痒、皮肤过敏性药疹。理解力、记忆力下降，识别能力下降，运动能力变化等。

（2）骨髓抑制：氧化亚氮对人体造血系统产生毒性作用，长期吸入氧化亚氮可抑制组织细胞快速分裂，影响白细胞的生成，产生白细胞减少症。其他吸入性全麻药也有类似作用。

（3）对生育的影响：有资料证明，长期在手术室工作的女性麻醉科医师，流产、早产、不孕症和新生儿畸形的发生率较非手术室工作者为高。流产也与麻醉污染有关。麻醉污染对女性不孕症、对胎儿发育的影响和致畸胎作用尚需进一步观察。

（4）致癌：吸入全麻药可能有致癌作用。在一份调查麻醉科医师死因的报告中，显示死于淋巴系统和网状内皮系统恶性肿瘤者高于对照组。女性麻醉科医师中白血病的发病率较高。吸入全麻药的致癌作用，有可能与全麻药抑制细胞生长、使细胞分裂减慢，或产生不正常的分裂物质，影响脱氧核糖核酸（DNA）的合成有关。当然，也与紧张、焦虑和体内免疫功能抑制有关。

（5）肝病：麻醉科医师肝病的发生率较其他医务人员高 $1.3 \sim 3.2$ 倍（$P < 0.05$）。

（6）肾病：麻醉科医师和手术室护士肾病的发病率较对照组高 $1.2 \sim 1.4$ 倍（除外膀胱炎和肾盂肾炎）。

（7）胃炎及胃、十二指肠溃疡病：麻醉科医师胃病的发病率略增高，除有生活不规律，精神高度集中、紧张的原因外，找不到直接原因。

（8）心脏病：麻醉科医师心脏病的发病率也略高。找不到直接原因。

（9）呼吸系统疾病：麻醉科医师的鼻炎、气管炎、肺炎、感冒、哮喘的患病率升高。因经常接触全麻药挥发气体及化学气体后，使机体免疫防御功能减退；化学消毒药等对呼吸道黏膜的直接刺激作用等，有时有致敏作用。

（10）耳聋或听力下降：如上所述，噪声对听力及神经系统等的损害。$> 80dB$，听力可减退，严重时可致聋。

（三）污染的预防

麻醉气体或挥发性液体蒸汽污染手术室空气，造成对手术室内麻醉医师的危害不应忽视，应积极预防。

（1）控制和减少全麻药的临床应用：减少和控制吸入麻醉药的应用概率；尽可能选用静脉复合全麻或椎管内麻醉。

（2）清除污染源：对麻醉污染积极预防的同时，尽量做到清除污染源。①建立清除麻醉废气系统：手术室建立废气清除系统，即在麻醉机的排气活瓣连一导气管，与吸引器相连，将废余麻醉气体及时排到手术室外，中间若能通过活性炭以吸收废气中的有机成分，则效果更为理想。②定期维修麻醉机：尽量减少和防止麻醉气体的逸漏。③麻醉中控制和减少污染：麻醉医师操作麻醉时应时刻注意防止麻醉气体外逸对空气的污染。麻醉后应及时关闭气体流量表和蒸发罐、麻醉面罩应与患者面部密切接触；麻醉中尽量避免脱开连接管；向蒸发罐内添加麻药时，为了避免麻药外溅，尽量用漏斗法；应采用完好的气管内导管套囊，以避免漏气。④麻醉方法的改进：根据手术对麻醉的要求和患者情况，尽量选用紧闭式麻醉方法。减少或尽量不用吸入麻醉药，即使采用吸入麻醉药，也要采取静吸复合麻醉，减少吸入麻醉药的用量，并选用低流量紧闭式麻醉，可大大减少污染的机会。

（3）改进手术室的通风换气条件：改善通气条件对预防麻醉污染很重要。当前对手术室的通风换气设备非常关注。①手术室空调设施：宜采用无反复循环式空调机，保持室内空气经常清新洁净。确保手术室内（指中央地区）麻醉污染的许可阈值为：氟烷为 15ppm（0.0015%），氧化亚氮 170ppm（0.017%），甲氧氟烷 5ppm（0.0005%）。②定时通风换气：手术室定期定时打开门窗，通风换气。

（4）手术室女工作人员妊娠期间：宜减少接触全麻药。可参加非吸入性麻醉间的工作。

（5）避免手术室内噪声：手术室是抢救和治疗患者的重地，应避免或减少噪声污染，防噪声侵害的标准：手术室噪声应＜90dB。应做到如下几点：①严禁喧哗：限制不必要的交谈，禁止大声喧哗。②限制入室人数：限制进入手术间参观及室内不必要的流动人数。③室内无噪声器械：噪声大的器械尽量移到手术室外。④应用无噪声技术：如凳足加橡胶垫，改制金属性器械为塑料制器械等措施。⑤落实手术间"四轻"：加强保护性医疗制度，做到"四轻"，即走路轻、说话轻、操作动作轻、关闭门窗轻。⑥限制参观人数：建立闭路电视可减少入手术室内参观人数。⑦对手术室墙壁建筑要求：采用无声反射墙壁更为理想。

四、手术室安全管理

（一）预防燃烧爆炸

燃烧爆炸是麻醉和手术室内最常见的危及安全的因素。

（1）发生率：据国外资料，1945年前为1/10000～1/75000），1945年后1/80000～1/250000），1952年1/58000。乙醚爆炸事件因乙醚、环丙烷的摒弃而越来越少见，但不能放松警惕，因为用电和用高压氧越来越多。

（2）燃烧爆炸物：对氧气（助燃）等易燃易爆物要减少和限制其使用，特别要注意降低手术间空气中氧气的浓度。

（3）燃烧爆炸的条件：手术室内常见的燃烧爆炸原因有两点：①明火：如电炉、酒精灯、电灼器、激光刀等。②静电火花：一是通风不良、湿度过低（湿度＜50％易产生静电）；二是麻醉用橡胶制品，如贮气囊、螺纹管等易产生静电；三是手术室地板无导电装备，可产生静电达千伏蓄积；四是手术室内工作人员的衣着（如尼龙、塑料等）产生静电。

（4）防燃烧爆炸措施：手术室内防止燃烧爆炸的措施：①定期进行安全教育。②手术室内杜绝一切火源。③电源及动力电源均应绝缘。④使用易燃性麻药时禁用电刀、电凝及明火，仪器不能漏电。⑤避免在手术间大量漏出麻醉气体。⑥手术室应备有通风设备，保持合适的相对湿度（45％～50％为适宜）。⑦进入手术室工作人员不穿自己的衣服或不穿毛织品及合成纤维类衣着。⑧手术室内应备有防火设备。

（二）预防用电意外

在手术室和麻醉区的用电意外危及患者及工作人员的健康与生命安全。

1. 发生率

电气化的发展使手术室的电气设备日渐增多，电源及电器漏电现象常见，用电意外的发生率有增高趋势。

2. 电对人体的伤害

①电灼伤：电热效应引起，由于电极板故障所致。②微电冲击。③电击或触电：电击指患者触电后的表现。轻型表现为惊恐等，无心肌损害；重型表现为抽搐、瞳孔散大、意识消失、心跳呼吸停止或心律不齐、心室纤颤等。触电是指医务人员的失误使电流通过机体形成闭合电路时，而引起本身损害，有轻微影响和严重后果之分。

3. 触电伤害的影响因素

触电伤害的严重程度决定于以下影响因素：①电流种类：交流电比直流电危害大。②电压：电压愈高危害性愈大，电压高，穿透机体的力量大，伤害重。③电流量：通过人体电流越大、通电时间越长伤害越重。④人体电阻的大小。⑤电流在人体的通路：通过头部，只使呼吸停止，心脏损害较小；电流通过心脏引起室颤、室扑或心跳停止。

4. 触电预防

手术室及麻醉区触电的预防包括以下方面：①学习用电知识；②尽量不用插板或电盒，避免用过长的电线；③电源选用悬吊式；④保护电线，电线不应打结，不让器械车轮子压轧电线；⑤磨损线及松动插座要及时更换，不得使用已潮湿的电插板和导线；⑥电器使用地线，电灼器负极板可连地线，电灼脚踏板不用时不要踏住不放；⑦一个患者切忌用两个以上的电气设备，若必须用时要注意另一个要脱离电源；⑧使用电源时要尽量保持干燥。

（三）保持适宜的室温和湿度

（1）手术室温度要求25℃（24～26℃）。

（2）手术室湿度要求55%～70%。

第二章　术前准备与麻醉选择

第一节　麻醉前的一般准备

麻醉前准备是根据患者的病情和手术的部位及方式有目的进行的各方面准备工作，总的目的在于提高患者的麻醉耐受力、安全性和舒适性，保证手术顺利进行，减少术后并发症，使术后恢复更迅速。对 ASA I 级患者，做好常规准备即可；对 ASA II 级患者，应维护全身情况及重要生命器官的功能，在最大限度上增强患者对麻醉的耐受力；对于III、IV、V级患者，除需做好一般性准备外，还必须根据个体情况做好特殊准备。

（一）精神状态准备

多数患者在手术前存在种种不同程度的思想顾虑，或恐惧、或紧张、或焦虑等心理波动。但过度的精神紧张、情绪激动或彻夜失眠，会导致中枢神经系统活动过度，扰乱机体内部平衡，可能造成某些并发疾病恶化。如高血压患者可因血压剧烈升高诱发心脑血管意外，严重影响患者对麻醉和手术的耐受力。为此，术前必须设法解除患者的思想顾虑和焦虑情绪，从关怀、安慰、解释和鼓励着手，酌情恰当阐明手术目的、麻醉方式、手术体位，以及麻醉或手术中可能出现的不适等情况，用亲切的语言、良好的沟通技巧向患者做具体介绍，针对患者存在的顾虑和疑问进行交谈和说明，以减少其恐惧、解除焦虑，取得患者信任，争取充分合作。对过度紧张而不能自控的患者，术前数日起即可开始服用适量神经安定类药，晚间给安眠药，手术日晨麻醉前再给适量镇静催眠药。

（二）营养状况改善

营养不良导致机体蛋白质和某些维生素缺乏，可明显降低麻醉和手术耐受力。蛋白质不足常伴有低血容量或贫血，对失血和休克的耐受能力降低。低蛋白血症常伴发组织水肿，降低组织抗感染能力，影响创口愈合。维生素缺乏可致营养代谢异常，术中容易出现循环功能或凝血功能异常，术后抗感染能力低下，易出现肺部感染并发症。对营养不良患者，手术前如果有较充裕的时间且能口服者，应尽可能经口补充营养；如果时间不充裕，或患者不能或不愿经口饮食，应采用肠外营养，贫血患者可适当输血，低蛋白、维生素缺乏者除输血外，可给予血浆、氨基酸、白蛋白、维生素等制剂进行纠正，使营养状况得以改善，增加机体抵抗力和对手术的耐受力，减少术后感染及其他并发症，促进伤口愈合，早日康复。

（三）术后适应性训练

有关术后饮食、体位、大小便、切口疼痛或其他不适，以及可能需要较长时间输液、吸氧、胃肠减压、胸腔引流、导尿及各种引流等情况，术前可酌情将其临床意义向患者讲明，让患者有充分的思想准备，以取得配合。如果术前患者心理准备不充分、术后躯体不适、对预后缺乏信心，容易产生焦虑，加重术后疼痛等不适。可在完善的术后镇痛前提下，从稳定情绪入手，提供有针对性的、有效的心理疏导。多数患者不习惯在床上大小便，术前需进行锻炼。术后深呼吸、咳嗽、咳痰的重要性必须向患者讲解清楚，使患者从主观上认识这一问题的重要性，克服恐惧心理，积极配合治疗，并训练正确执行的方法。疼痛是导致患者术后不敢用力咳嗽的一个主要原因，因此镇痛治疗十分重要。

（四）胃肠道准备

择期手术中，除浅表小手术采用局部浸润麻醉者外，其他不论采用何种麻醉方式，均需常规排空胃，目的在于防止术中或术后反流、呕吐，避免误吸、肺部感染或窒息等意外。胃排空时间正常人为 4～6 小时。情绪激动、恐惧、焦虑或疼痛不适等可致胃排空显著减慢。有关禁饮、禁食的重要意义必须向患者本人或患儿家属交代清楚，以取得合作。糖尿病患者在禁食期间需注意有无低血糖发生，如出现心慌、出汗、全身无力等症状时，要及时补充葡萄糖和定时监测血糖。

（五）膀胱的准备

患者送入手术室前应嘱其排空膀胱，以防止术中尿床和术后尿潴留；对盆腔或疝手术，排空膀胱有利于手术野显露和预防膀胱损伤。危重患者或复杂大手术，均需于麻醉诱导后留置导尿管，以利观察尿量。

（六）口腔卫生准备

生理条件下，口腔内寄存着 10 余种细菌，麻醉气管内插管时，上呼吸道的细菌容易被带入下呼吸道，在术后抵抗力低下的情况下，可能引起肺部感染并发症。为此，患者住院后即应嘱患者早晚刷牙、饭后漱口；对患有松动龋齿或牙周炎症者，需经口腔科诊治。进手术室前应将活动义齿摘下，以防麻醉时脱落，甚或误吸入气管或嵌顿于食管。

（七）输液输血准备

对中等以上手术，术前应向患者及家属说明输血的目的及可能发生的输血不良反应、自体输血和异体输血的优缺点、可能经血液传播的疾病、征得患者及家属的同意并签订输血同意书。对于不能行自体输血者，检查患者的血型，做好交叉配血试验，并为手术准备好足够的红细胞和其他血制品。凡有水、电解质或酸碱失衡者，术前均应常规输液，尽可能做补充和纠正，避免或减少术中心血管并发症的发生。

（八）治疗药物的检查

病情复杂的患者，术前常已接受一系列药物治疗，麻醉前除要求全面检查药物治疗的效果外，还应重点考虑某些药物与麻醉药物之间可能存在的相互作用，有些容易导致麻醉中的不良反应。为此，对某些药物要确定是否继续使用、调整剂量再用或停止使用。例如洋地黄、胰岛素、糖皮质激素和抗癫痫药，一般都需要继续使用至术前，但应核对剂量重新调整。对一个月以前曾较长时间应用糖皮质激素而术前已经停服者，手术中亦有可能发生急性肾上腺皮质功能不全危象，因此术前必须恢复使用外源性糖皮质激素，直至术后数天。正在施行抗凝治疗的患者，手术前应停止使用，并需设法拮抗其残余抗凝作用，以免术中出现难以控制的出血。为策安全，有关停用抗凝药物的具体方法请详细参阅相关最新的指南。患者长期服用某些中枢神经抑制药，如巴比妥类、阿片类、单胺氧化酶抑制药、三环类抗抑郁药等，均可影响对麻醉药的耐受性，或于麻醉中易诱发呼吸和循环严重并发症，故均应于术前停止使用。因 β 受体阻滞剂可减少围手术期心脏并发症，长期应用者，应持续用至手术当日。神经安定类药（如吩噻嗪类药-氯丙嗪）、某些抗高血压药（如萝芙木类药-利血平）等，可能导致麻醉中出现低血压，甚至心肌收缩无力，故术前均应考虑是继续使用、调整剂量使用或暂停使用。如因急诊手术不能按要求停用某些治疗药物，则施行麻醉以及术中相关处理时要非常谨慎。

（九）手术前晚复查

手术前晚应对全部准备工作进行复查。如临时发现患者感冒、发热、妇女月经来潮等情况时，除非急症，手术应推迟进行。手术前晚睡前宜酌情给患者服用镇静催眠药，以保证其有充足的睡眠。

第二节　麻醉诱导前即刻期的准备

麻醉诱导前即刻期一般是指诱导前 10～15 分钟这段时间，是麻醉全过程中极重要的环节。于此期间要做好全面的准备工作，包括复习麻醉方案、手术方案及麻醉器械等的准备情况，应完成的项目，对急症或门诊手术患者尤其重要。

一、患者方面

麻醉诱导前即刻期对患者应考虑两方面的中心问题：①此刻患者还存在哪些特殊问题？②还需要做好哪些安全措施？

（1）常规工作：麻醉医师于诱导前接触患者时，首先需问候致意，表现关心体贴，听取主诉和具体要求，使患者感到安全、有依靠，对麻醉和手术充满信心。诱导前患者的焦虑程度各异，对接受手术的心情也不同，应进行有针对性的处理。对紧张不能自控的患者，可经静脉补注少量镇静药。对患者的义齿、助听器、人造眼球、隐形眼镜片、首饰、手表、戒指等均应摘下保管，并记录在麻醉记录单上。明确有无义齿或松动牙，做好记录。复习最近一次病程记录（或麻醉科门诊记录），包括：①体温、脉率；②术前用药的种类、剂量、用药时间及效果；③最后一次进食、进饮的时间、饮食内容和数量；④已静脉输入的液体种类、数量；⑤最近一次实验室检查结果；⑥麻醉及特殊物品、药品使用协议书的签署意见；⑦患者提出的专门要求的具体项目（如拒用库存血、要求术后刀口不痛等）；⑧如为门诊手术，落实手术后离院的计划。

（2）保证术中静脉输注通畅：需注意：①备妥口径合适的静脉穿刺针，或深静脉穿刺针；②按手术部位选定穿刺径路，如腹腔、盆腔手术应取上肢径路输注；③估计手术出血量，决定是否同时开放上肢及下肢静脉，或选定中心静脉置管并测定中心静脉压或行桡动脉穿刺测定动脉压或心功能。

二、器械方面

麻醉诱导前应对已备妥的器械、用具和药品等，再做一次全面检查与核对，重点项目包括如下。

（1）氧源与 N_2O 源：检查氧、N_2O 筒与麻醉机氧、N_2O 进气口的连接是否正确无误。检查气源压力是否达到使用要求：①如为中心供氧，氧压表必须始终恒定在 $3.5kg/cm^2$；开启氧源阀后，氧浓度分析仪应显示 100%。符合上述标准，方可采用。如果压力不足，或压力不稳定，或气流不畅者，不宜贸然使用，应改用压缩氧气筒源。②压缩氧筒满筒时压力应为 $150kg/cm^2$（$\cong 2200psi \cong$ $15Mpa$），在标准大气压和室温情况下其容量为 625L。③如为中心供 N_2O，气压表必须始终恒定在 $52kg/cm^2$，不足此值时，表示供气即将中断，不能再用，应换用压缩 N_2O 筒源。④压缩 N_2O 筒满筒时压力应为 52kg/cm² （≌745psi≌5.2Mpa），含 N₂O 量为 215L，在使用中其筒压应保持不变；如果开始下降，表示筒内 N₂O 实际含量已接近耗竭，当压力降到 25kg/cm²，提示筒内 N₂O 气量已只剩100L，若继续以 3L/min 输出，仅能供气 30 分钟，因此必须更换新筒。⑤空气源，空气源是调节氧浓度的必需气体，压力表必须始终恒定在 3.5kg/cm²。

（2）流量表及流量控制钮：流量表及其控制钮是麻醉机的关键部件之一，必须严格检查后再使用：①开启控制钮后，浮子的升降应灵活、恒定，表示流量表及控制钮的工作基本正常；②控制钮为易损部件，若出现浮子升降过度灵敏，且呈飘忽不能恒定状态，提示流量表的输出口已磨损，或针栓阀损坏，出现输出口关闭不全现象，则应更换后再使用。

（3）快速充气阀：压力为 45～55psi 的纯氧从高压系统直接进入共同气体出口，其氧流量可高达 40～60L/min。在堵住呼吸螺纹管的三叉接口的状态下，按动快速充气阀，如果贮气囊能迅速膨胀，表明快速充气能输出高流量氧，其功能良好，否则应更换。

（4）麻醉机的密闭程度与漏气

压缩气筒与流量表之间的漏气检验：先关闭流量控制钮，再开启氧气筒阀，随即关闭，观察气筒压力表指针，如果指针保持原位不动，表示无漏气；如果指针几分钟内即降到零位，提示气筒与流量表之间存在明显的漏气，应检修好后再用。同法检验 N₂O 筒与 N₂O 流量表之间的漏气情况。

麻醉机本身的漏气检验：接上述快速充气阀步骤后，再启流量表使浮子上升，待贮气囊胀大后，在挤压气囊时保持不瘪，同时流量表浮子呈轻度压低，提示机器本身无漏气；如挤压时贮气囊随即被压瘪，同时流量表浮子位保持无变化，说明机器本身存在明显的漏气，需检修好后再用。检验麻醉机漏气的另一种方法是：先关闭逸气活瓣，并堵住呼吸管三叉接口，按快速充气阀直至气道压力表值升到 30～40cmH₂O 后停止充气，观察压力表指针，如保持原位不动，提示机器无漏气；反之，如果指针逐渐下移，提示机器有漏气，此时再快启流量控制钮使指针保持在上述压力值不变，这时的流量表所示的氧流量读数，即为机器每分钟的漏气量数。

（5）吸气与呼气导向活瓣：接上述快速充气阀步骤，间断轻压贮气囊，同时观察两个活瓣的活动，正常时应呈一闭一启相反的动作。

（6）氧浓度分析仪：在麻醉机不通入氧的情况下，分析仪应显示 21%（大气氧浓度）；通入氧后应示 30%～100%（纯氧浓度）。如果不符合上述数值，提示探头失效或干电池耗竭，需更换。

（7）呼吸器的检查与参数预置：开启电源，预置潮气量在 8～10mL/kg、呼吸频率 10～14 次/min、吸呼比 1:1.5，然后开启氧源，观察折叠囊的运行情况，同时选定报警限值，证实运行无误后方可使用。

需要注意的是，上述检查步骤通常用于既往较旧型号麻醉机的一般经验性检测。随着医学科技的迅猛发展，现代麻醉工作站已取代了传统意义上的功能简单的麻醉机。现代麻醉工作站的使用前检测方法请遵循不同型号和品牌的生产厂家推荐的开机检查程序、各医疗机构自身制定的操作流程和规范进行。

（8）麻醉机、呼吸器及监测仪的电源：检查线路、电压及接地装置。

（9）CO₂ 吸收装置：观察碱石灰的颜色，了解其消耗程度，一般在碱石灰 3/4 变色时即做更换，以免造成 CO₂ 蓄积。

（10）其他器械用具：包括喉镜、气管导管、吸引装置、湿化装置、通气道、困难气道设备、神经刺激器、快速输液装置、血液加温装置等的检查。

（11）监测仪：各种监测仪应在平时做好全面检查和校验，于麻醉诱导前即刻期再快速检查一次，确定其功能完好无损后再使用。

三、手术方面

麻醉医师与手术医师之间要始终保持配合默契、意见统一，除共同对患者进行核对并签字外，要做到患者安全、麻醉满意和工作高效率。在麻醉诱导前即刻期，必须重点明确手术部位、切口、体位；手术者对麻醉的临时特殊要求、对术中意外并发症的处理意见以及对术后镇痛的要求等。特别在手术体位的问题上，要与术者取得一致的意见。为手术操作需要，要求将患者安置在各种手术体位。在麻醉状态下改变患者的体位，因重力的作用可导致呼吸和循环等生理功能的相应改变，同时对脏器血流产生不同的影响；又因改变体位促使身体的负重点和支点发生变化，软组织承受压力和拉力的部位和强度亦随之而改变，由此可能导致神经、血管、韧带和肌肉等软组织损伤。对于正常人，这些变化的程度均轻微，通过机体自身调节，一般均能自动纠正或适应；但在麻醉状态下，患者全部或部分知觉丧失，肌肉松弛无力，保护性反射作用大部消失或减弱，患者基本上已失去自我调节能力。因此，改变体位所产生的各种生理功能变化可转为突出，若不加以注意和及时调整，最终可导致缺氧、CO_2 蓄积、低血压、心动过速以及神经损伤或麻痹等并发症，轻者增加患者痛苦，延迟康复；重者可致呼吸循环衰竭，或残废，甚至死亡。因此，手术体位是麻醉患者的重要问题，麻醉医师对其潜在的危害性要有充分认识，具备鉴别能力，做到正确安置手术体位，防止发生各种并发症或后遗症。对手术拟采用的特殊体位，麻醉医师应尽力配合，但要求以不引起呼吸、循环等功能的过分干扰，神经、血管、关节、眼球等过分牵拉和压迫为前提。

第三节　特殊病情的准备

麻醉处理的一个重要危险情况是，手术患者同时并存重要器官系统疾病。统计资料指出，手术并发症的发生率和病死率与患者术前并存心血管、呼吸、血液和内分泌系统等疾病有密切关系。本节扼要讨论并存器官系统疾病的手术患者，于术前应做好的麻醉前准备工作。

一、心血管系统疾病

当患者合并心脏病而确定施行手术时，应特别注意下列问题：

（1）长期应用利尿药和低盐饮食患者，有可能并存低血容量、低血钾、低血钠及酸碱失衡，术中容易发生心律失常和休克。低血钾时，洋地黄和非去极化肌松药等的药效将增强。因此，术前均应做血电解质检查，保持血清钾水平在 3.5～5.5mmol/L；如病情允许，术前一般宜停用利尿药48小时；对能保持平卧而无症状者，可输液补钠、钾，但需严密观察并严格控制输液速度，谨防发作呼吸困难、端坐呼吸、肺啰音或静脉压升高等危象。噻嗪类利尿药长期服用可致糖耐量降低，血糖升高，长期服用该类药物的患者需要注意血糖情况。

（2）心脏病患者如伴有失血或严重贫血，携氧能力降低，可影响心肌供氧，术前应少量多次输血。为避免增加心脏负担，注意控制输血量和速度。

（3）对正在进行的药物治疗，需进行复查。对有心力衰竭史、心脏扩大者术前可考虑使用少量强心苷，如口服地高辛 0.25mg，每日 1～2 次，药物可服用至手术前日。二尖瓣狭窄的患者需要控制心率，术前建议继续使用洋地黄。冠状动脉供血不足的患者建议围手术期积极使用 β 受体阻滞剂控制心率，降低围手术期心脏风险。

（4）对并存严重冠心病、主动脉瓣狭窄或高度房室传导阻滞而必须施行紧急手术者，需考虑酌情采取以下措施：①建立有创动脉压监测；②放置 Swan-Ganz 导管；③定时查动脉血气分析；④放置临时或永久性心脏起搏器；⑤准备好必要的血管活性药物；⑥准备电击除颤器；⑦重视麻醉选择与麻醉管理，选择镇痛和镇静充分的麻醉方式。

二、呼吸系统疾病

手术患者合并呼吸系统疾病者较多，尤其在老年患者中多见。麻醉前必须做好以下准备，包括：①戒烟至少 8 周，以改善呼吸道纤毛功能，减少气道分泌物及刺激性；但术前哪怕戒烟 1 天对患者也是有益的，因而术前应鼓励患者积极戒烟而不必过多拘泥于术前戒烟的时间长短；②避免继续吸入刺激性气体；③彻底控制急慢性肺感染，术前 3～5 天酌情使用有效的抗生素，并做体位引流，控制痰量至最小程度；④练习深呼吸和咳嗽，做胸部理疗以改善肺通气功能，增加肺容量；⑤对阻塞性呼吸功能障碍或听诊有支气管痉挛性哮鸣音者，需雾化吸入 β_2-肾上腺素受体激动药和抗胆碱药等支气管扩张药治疗，可利用 FEV_1 试验衡量用药效果，并持续用至手术室；⑥痰液黏稠者，应用雾化吸入或口服氯化铵或碘化钾以稀释痰液；⑦经常发作哮喘者，可应用肾上腺皮质激素，以减少气道炎症和反应性，减轻支气管黏膜水肿。以吸入方式最佳，可减少全身不良反应，如倍氯米松每 6 小时喷 2 次。静脉可用甲泼尼龙；根据临床反应确定剂量及给药次数；⑧对肺心病失代偿性右心衰竭者，需用洋地黄、利尿药、吸氧和降低肺血管阻力药（如肼苯哒嗪、前列腺素）进行治疗。一般来讲，伴肺功能减退的呼吸系统疾病，除非存在肺外因素，通常经过上述综合治疗，肺功能都能得到明显改善，这样，在麻醉期只要切实做好呼吸管理，其肺氧合和通气功能仍均能保持良好。这类患者的安危关键在手术后近期，仍然较易发生肺功能减退而出现缺氧、CO_2 蓄积和肺不张、肺炎等严重并发症。因此，必须重点加强手术后近期的监测和处理。

三、神经肌肉系统疾病

神经肌肉系统疾病多数涉及生命重要部位的功能状态，因此，必须针对原发疾病、病情和变化程度，做好麻醉前准备工作。

（一）重症肌无力患者的麻醉前准备

（1）重症肌无力是一种自身免疫性疾病，由节后乙酰胆碱受体丧失引起，表现为肌无力和容易疲劳，休息后可好转，可涉及全身所有的肌肉。麻醉前应对患者保护呼吸道通畅的能力、咽喉肌和呼吸肌麻痹的程度进行测试，如施行导呕反射观察其吐出的能力及咳嗽力量。眼轮匝肌的单神经肌电图具有 100% 的敏感性，被认为是金标准。用力肺活量（FVC）是评价该类患者呼吸功能最可靠的标准，因此多数患者需进行肺功能测验，以指导术后是否需要采用呼吸支持治疗。

（2）抗胆碱酯酶药作用于神经肌肉接头，产生抑制胆碱酯酶代谢的作用。多数用吡啶斯的明治疗，精确记录其基础药量甚为重要。对明显肌无力者，治疗药量应达最大限度。一般平均剂量为 60mg

口服，每 4~6 小时一次；如果仍不能控制，常加用糖皮质激素治疗。但有 8%的患者当开始激素治疗之初，重症肌无力可短暂加重。也可使用硫唑嘌呤、环孢素、氨甲蝶呤和环磷酰胺治疗。

（3）免疫治疗适用于重度重症肌无力患者，或对激素治疗反应不佳的患者。在全量激素或吡啶斯的明治疗持续数周至几个月，而病情仍难以控制的患者，可采用血浆置换和免疫球蛋白治疗。在严重病例或肺活量＜2L 的患者使用血浆置换，病情可得到迅速改善，但仅能暂时性改善症状，可用于少数患者减少手术应激的术前准备。有报告发现，对重度重症肌无力患者，在胸腺切除术前 2~13 天内施行 1~4 次血浆置换治疗，术后机械通气、拔管时间及 ICU 留住天数均可缩短。

（4）重症肌无力的常见并发病有甲状腺病、类风湿性关节炎、系统性红斑狼疮和恶性贫血，应予仔细检查治疗。

（5）预测术后是否需要机械通气治疗的因素：病期超过 6 年；合并慢性呼吸系统病史；吡啶斯的明剂量每天超过 750mg；肺活量＜2.9L。

（6）麻醉性镇痛药和神经安定类药可影响呼吸和神经肌肉接头功能，术前应免用。除青霉素和头孢菌素外，大多数抗生素都可加重肌无力。抗胆碱酯酶药术前是否继续使用存在争议，但总的来说，如果患者有药物依赖，术前应继续使用，同时继续使用免疫抑制剂。应用糖皮质激素者，围手术期应继续激素治疗。

（7）对眼肌已受累的患者，宜采用清醒插管，或快速诱导加环状软骨压迫插管。大多数患者可仅在加深麻醉而不用肌松药的情况下完成气管插管。在抗胆碱酯酶药治疗期间应用琥珀酰胆碱，容易诱发双向阻滞，延长作用时间，故禁止并用。患者对非去极化肌松药可能特别敏感。有些药物（如镁、局麻药、抗心律失常药）和特殊因素（如低温、呼吸性酸中毒）可加重非去极化肌松药的作用，故应避用。如果术中确实需要进一步肌松效应，可在肌松监测的指导下应用特小剂量的非去极化肌松药。对非去极化肌松药拮抗药新斯的明，应采取滴注方式逐步用药，每隔 5 分钟注射 0.5~1mg，以避免抗胆碱酯酶药逾量而诱发胆碱能危象、加重肌无力。

（8）术后如果患者不能恢复口服吡啶斯的明，可改用静脉注射口服剂量的 1/30 用药。为鉴别胆碱中毒性肌无力加重，可施行腾喜龙试验。腾喜龙属短效、速效抗胆碱酯酶药，用药后一般可使肌无力症状迅速改善；如果存在抗胆碱酯酶药过量，其拟胆碱作用同样会加重肌无力。目前，由于神经科医师已不再使用特大剂量吡啶斯的明治疗，麻醉医师也已限制拟胆碱类药的使用，因此，胆碱能危象已很少见。腾喜龙试验只有在应用大剂量新斯的明时需用，一般已不再采用。如果患者在应用抗胆碱酯酶药治疗后，肌无力也未能有效解除时，则应施行血浆置换治疗，其方案各异，一般在最初 2~3 天期间可每日置换 1 次，以后根据病情调整应用间隔天数。

（二）帕金森病患者的麻醉前准备

（1）帕金森病是由基底节线状通路的多巴胺耗损引起，临床三联征表现为震颤、肌肉强直、运动迟缓。因体位反射和自主反射破坏，容易出现心律失常、体位性低血压、体温调节失控和麻醉期间血流动力学不稳定。病程发展至最后，有痴呆、精神错乱和精神病的趋势。咽喉肌功能障碍可增加误吸的机会。因饮食和吞咽困难可明显影响血容量和营养状态。因呼吸肌僵直、行动迟缓和脊柱后突变形，可出现限制性肺功能改变，术前需做肺功能检查、胸片、血气分析，并指导患者锻炼呼吸功能。抗帕金森病最常用甲基多巴肼-左旋多巴，但可能引起心肌敏感，容易诱发心律失常、低血压或高血压。

（2）抗帕金森病药需一直用至手术前，左旋多巴半衰期短（3 小时），因此治疗必须延续至手术前并在术后立即恢复。对咽喉肌麻痹者，宜采用快速诱导结合环状软骨压迫施行气管内插管。选用轻至中度抑制心脏的药物，以提高机体肾上腺素能反应和防止低血压。琥珀酰胆碱有诱发高血钾的可能。患者对非去极化肌松药的反应一般仍属正常。术中应避用抗多巴胺类药如灭吐灵（胃复安）、丁酰苯类（如氟哌利多）和酚噻嗪类，它们可抑制多巴胺的释放或与多巴胺竞争受体。全身麻醉可造成显著的术后恶心和呕吐，选用部位麻醉可避免术后呼吸抑制、严重的术后疼痛和恶心呕吐，但安置体位可能发生困难，且患者的不自主运动造成麻醉医师和手术医师的操作难度增加。术中使用苯海拉明和小剂量的丙泊酚可减少上述问题。术毕应等待患者清醒、确证咽喉肌反射完全恢复、肺功能已恢复到术前水平后方可拔管。手术期停用甲基多巴肼-左旋多巴可能引起症状显著加剧，因此术后应尽快恢复使用，以防止发生不可逆的肌僵硬和行动迟缓。如果患者不能口服或鼻饲用药，可静脉或肌内注射抗胆碱能药物如安坦、苯甲托品或苯海拉明。术后处理要围绕肺功能锻炼和栓塞的防治，鼓励患者早期理疗和离床活动。术后易出现震颤增加、谵妄、意识模糊，可能与原先存在的脑功能障碍，或静脉应用抗胆碱能药以及手术期停用治疗药有关。氯氮平不会恶化帕金森病的运动障碍，术后可用于终止左旋多巴引起的幻觉。另外，帕金森病患者体温调节、血糖代谢可能存在异常，术后需注意体温及血糖的监测。

（三）卒中患者的麻醉前准备

（1）围手术期卒中的发生率取决于手术类型。统计指出，在普外科手术的卒中发生率平均为0.2%，周围血管手术为 1.5%，心脏或颈动脉手术为 4%。无脑血管疾病史的患者，在成人普外科手术后的卒中发生率可减少一半以上。其他预测有卒中危险的因素包括周围血管病、高血压、心房纤颤和 70 岁以上老年患者等。

（2）手术前预防与准备措施包括

术前应对冠心病、心房纤颤和高血压进行积极治疗，达到最满意状态。对新近出现的心房纤颤，应使其逆转为正常窦性节律；对慢性心房纤颤应尽可能控制心室率不超过 80 次/min。对无症状的心房纤颤，可用阿司匹林或双香豆素预防性治疗，但手术前应考虑酌情停药。

对已有卒中史或短暂脑缺血发作（TIA）的患者，应施行脑 CT、颈动脉超声多普勒，必要时血管造影等检查以追究其原因，排除颅内出血或硬膜下血肿。对颈动脉造影证实狭窄超过 70%者，可酌情考虑施行预防性的颈动脉内膜（CEA）剥脱术治疗。对存在非心源性栓塞可能的患者，或颈动脉狭窄不明显者，应选用阿司匹林预防性抗凝治疗。对不能接受阿司匹林治疗，或已用阿司匹林而仍出现卒中先兆征象的患者，可用血小板抑制药氯吡格雷（波立维）等治疗。

应用阿司匹林和血小板药者，可因出血时间延长而出现手术野广泛渗血，故术前需按相关指南要求酌情考虑停药，但有人建议 CEA 前可不停用阿司匹林，且于术后立即恢复使用，这样对防止术后心肌梗死具有特别重要的价值。术前抗血小板药物的停用原则和有关的替代性药物使用请详细参见相关专业性指南。

对已有冠状动脉病、瓣膜病或心律失常史者，需做心脏超声检查及 24 小时动态心电图监测。对心房纤颤或左房已证实存在凝血块者，随时有血块脱落造成脑栓塞（后脑动脉区）的危险，术中可施行经食管超声心动图监测。对已证实存在心腔凝血块者，需使用华法林治疗至少 3 个月，再复查超声心动图。有关华法林的术前停药、抗凝替代药物及术后恢复用药的方法等请详细参阅相关专业性指南。

（3）麻醉前应考虑的预防措施

控制血压与维持满意氧输送是主要的预防措施。术后卒中多数与围手术期低血压无关，即使颈动脉阻塞患者也如此。但在主动脉手术中的低血压则常是卒中的诱因，在松开主动脉阻断钳之际的短暂低血压，常为卒中发生率显著增高的基础。

对颈动脉明显阻塞的患者，应维持相对较高的颅内灌注压以策安全，即使在施行控制性低血压时也宜将平均动脉压（MAP）维持在 50mmHg 以上。经颅超声图观察到，MAP 保持 60mmHg 以上时，不论存在单侧颈动脉狭窄与否，通过脑自动调节功能，脑血流速度仍能保持适宜，一旦 MAP 降至 35mmHg，则需应用血管收缩药提升 MAP，则脑灌注压仍能保持适宜。

卒中后需推迟手术时间，惯例是急性卒中后手术应推迟 1~3 个月，以等待梗死周边缺血区已消失的自动调节功能有所恢复。在脑自动调节功能缺损期间，脑灌注需直接依靠体动脉血压，如果出现轻微的低血压，即有导致周边缺血区转变为不可逆性损伤的高度危险性。

在卒中恢复期内应避用琥珀酰胆碱，以防引起高血钾反应。有报道卒中 6 个月以后应用琥珀酰胆碱，不致再引起高钾血症。

（四）多发性硬化症患者的麻醉前准备

（1）多发性硬化症为脑白质退变性疾病，以脱髓鞘、轴索损伤和髓鞘再生继发的神经胶质增生为特征。临床表现多样，常见感觉、运动、自主神经、视觉和综合传导路径等损害。因颈髓或延脑呼吸中枢脱髓鞘，可出现呼吸功能损害，应测定肺功能和血气分析，以了解呼吸储备功能。因咽喉肌功能障碍，有胃内容物误吸的高危性。截瘫或四肢瘫痪可出现自主神经系统反射过度的倾向，表现综合性征象。

（2）用于治疗肌痉挛的药物可影响麻醉实施普鲁本辛、氯苯氨丁酸和丹曲林可增强非去极化肌松药的神经肌肉接头阻滞效应。地西泮可增强麻醉药的镇静作用。在 1 年内曾有激素治疗史者，为控制手术应激而恢复使用激素时，可能导致病情恶化。

（3）麻醉方案的考虑：目前尚无全身麻醉后多发性硬化症复发率增加的报道，也缺乏区域麻醉与多发性硬化症相互作用方面的研究。有人报道脊髓麻醉和硬膜外麻醉可加剧多发性硬化症的病情，但在病情不适宜全身麻醉时仍可采用。因可能存在胃排空延迟，全身麻醉时宜选用快速诱导结合环状软骨压迫行气管内插管。存在自主神经系统功能不全时，应强调无创性持续监测。多发性硬化症患者应用琥珀酰胆碱可诱发显著的钾释放。应用非去极化肌松药时，有可能出现作用增强和时间延长，应严密监测神经肌肉接头功能。体温升高可加重多发性硬化症的肌无力症状，因此有人建议对一般性非心脏手术，宜主动采取降低体温的措施。此外，麻醉和手术应激可使病情加重，术后需比较手术前后的神经系统检查结果，保持体温正常、完善镇痛、减轻应激，采取合理的措施预防感染。

（五）肌营养不良的麻醉前准备

（1）肌营养不良时，咽肌和会厌肌麻痹，消化系统、呼吸系统和心血管系统可明显受累。胃排空延迟、吞咽困难、口咽分泌物存留均可使患者在围手术期处于误吸窒息的危险。会厌肌无力可使患者的呼气受限。呼吸肌功能紊乱表现为呼吸快速、潮气量减小、反常呼吸伴辅助呼吸肌活动增强，其呼吸功能可能尚正常，但通气储备显著削弱，对高碳酸血症和低氧血症的反应明显受抑制。

（2）在肌营养不良、全身及四肢肌萎缩时，心肌功能常严重受累（心肌收缩力减低、乳头肌退化引起的二尖瓣反流），心脏传导异常。术前检查应包括心电图及各种心肌收缩力测定（如超声心动图、多维血管造影等）。

（3）麻醉方案的考虑：麻醉药可进一步减弱呼吸肌张力，抑制对 CO_2 蓄积的通气反应，必须常规辅助或控制呼吸支持。麻醉药抑制心肌及血流动力学，应持续监测心电图和血压，对术前心储备明显受累者，宜施行有创性血流动力学监测。婴幼儿患者可能有肌张力低下、吞咽困难、延髓性麻痹、巨舌、脊柱后侧凸和漏斗胸伴发限制性肺病与呼吸窘迫，造成插管困难，同时存在对非去极化肌松药敏感。术后当患者清醒、呼吸功能恢复到基础水平（负压峰值至少 $-30\sim-20cmH_2O$；潮气量至少 8mL/kg）、血气分析正常后拔除气管导管。

（六）吉兰-巴雷综合征的麻醉前准备

（1）吉兰-巴雷综合征（又称格林-巴利综合征）的原因不明，70％的患者在发病前 8 周内有前驱感染史。临床主要表现为双侧对称性的上行性肌无力，病理证实有周围神经脱髓鞘。半数患者出现脑神经受累，可影响呼吸肌和眼球活动；可出现感觉缺失和自主神经系统功能障碍，表现为血流动力学不稳定。神经传导研究证实，患者早期出现传导速度减慢，后期出现去神经作用加强。本病与多发性神经炎有相似处。

（2）麻醉方案的考虑：患者由于肌无力，需呼吸支持，这与肌萎缩者相似。琥珀酰胆碱可引起慢性去神经肌肉大量释放钾离子致严重的高钾血症。由于心血管功能不稳定，易出现心率和血压波动，需持续心电图及直接动脉压监测。由于自主神经功能不全，心率与血压已不足以反映血容量情况，需监测中心静脉压或肺动脉置管测压，以明确血容量状况。术中电解质的变化可能导致病情加重，应力争予以避免。

（七）假性脑瘤的麻醉前准备

（1）假性脑瘤是一种非颅内占位性病变引起的颅内高压综合征，也称良性颅内高压症，原因多数不明，包括原发性脑静脉引流异常、脑脊液分泌/吸收异常，或内分泌、代谢或免疫性疾病。女性发生率高于男性 4～8 倍，常伴有头痛、视乳头水肿、视力障碍和脑神经（常为第 6 脑神经）功能紊乱。腰穿脑脊液压可升高超过 $200mmH_2O$。腰穿脑脊液引流可减轻头痛症状，但必须先用脑CT 或 MRI 检查排除颅内占位病变。一般不存在脑积水，脑室显示正常或缩小。

（2）病情稳定数月或 1 年后可以麻醉和手术，术前需复查视力和脑神经功能，对估计术后功能不全具有指导意义。在脑 CT 排除脑疝综合征后，可谨慎采用脊髓麻醉或硬膜外麻醉。正在应用激素治疗者，围手术期需继续应用。

（3）局部麻醉常用于脑脊液引流治疗。脊髓麻醉对多数患者尚属适宜，但在注入局麻药之前应先做脑脊液引流。因硬膜外腔注入局麻药液可能促使颅内压增高，故硬膜外麻醉非良好选择。全身麻醉时才应选用降低和防止颅压增高的药物和方法。对肌松药、镇静催眠药尚无特殊敏感的现象。由于假性脑瘤患者多数体型肥胖，故应针对肥胖人特点实施麻醉，掌握紧急处理和拔管原则。

（八）先兆子痫/子痫的麻醉前准备

（1）典型的先兆子痫表现为高血压、周围水肿、蛋白尿，一般发生于妊娠 20 周后与分娩后 48 小时内。患者常主诉头痛、胃肠道不适、畏光和视力模糊，严重时出现意识状态改变、恶心、呕吐。对具有典型征象的子痫患者应做进一步神经系统检查。对先兆子痫/子痫患者出现昏迷，应做头颅 CT 检查，以排除需要手术处理的病变，如颅内血肿、后颅窝水肿致导水管阻塞性脑积水；同时应采取降低颅内压增高的措施。但对非典型的子痫患者并无 CT 检查的需要。

（2）先兆子痫患者常于胎儿娩出后发生子痫抽搐，而很少于妊娠 20 周以前或娩出 48 小时后发生。治疗目标为稳定病情和顺利分娩。抽搐发作前常有某些预兆征象，包括头痛持续而加剧、视力模糊、畏光、频繁呕吐、深腱反射亢进伴抽搐。治疗子痫抽搐，首先要保持通气和氧合良好，防止呕吐物误吸，预防抽搐期外伤。可用硫酸镁控制抽搐：首剂单次静脉注射 4～6g，继以静脉滴注 1～2g/h；如果抽搐仍不能控制，可再在 5 分钟内经静脉推注 2～4g。

对硫酸镁治疗抽搐目前仍存在争议，有人发现硫酸镁不是抗抽搐药，用于子痫主要基于其有效而副作用较小的传统经验。但临床研究发现有些抽搐患者的血浆镁浓度仍属正常。另外硫酸镁可导致肌无力、肌松药作用增加、加重部位麻醉引起的低血压以及抑制心肺功能等，因此需要密切监测深部腱反射和血浆药物浓度。其他抗抽搐药有：静脉注射氯羟安定 1～2mg，或地西泮 5～10mg，或咪达唑仑 2～5mg。待抽搐停止后，继以静脉滴注苯妥英钠 10mg/kg（25mg/min），滴注期间应监测心电图和血压。如果不能经静脉用药，肌内注射咪达唑仑 10mg 也可制止抽搐。同时应用抗高血压药物控制血压。少尿可给予液体冲击处理，如果无反应可在中心静脉压监测下指导液体治疗。当抽搐被终止、氧合功能正常、呼吸和血压维持稳定后，再进一步做控制血压和胎儿娩出处理。产后肺水肿较为常见，治疗措施包括：支持治疗、利尿及必要的血管扩张剂和机械通气。先兆子痫产妇需要放置肺动脉导管的指征为：对治疗无反应的严重高血压、肺水肿；对液体治疗无反应的少尿以及产妇合并严重心脏疾病。

（九）神经安定药恶性综合征的麻醉前准备

（1）神经安定药恶性综合征（NMS）是一种药物特异质反应，高热（98% 的病例出现）、铅管样强直（97%）和精神状态改变（97%）是其经典的三联征，也是诊断该病的主要标准。其他表现包括：心动过速、高血压或低血压、呼吸急促和大汗。可能出现锥体外系症状，包括运动障碍、角弓反张、眼动危象和构音困难。主要有两大类：①中枢多巴胺能阻断药：如氯丙嗪、氟哌利多、胃复安、甲哌氯丙嗪，精神病科常用的神经安定类药如丁酰苯类，吩噻嗪类和硫蒽类等。②多巴胺能激动药：主要用于治疗帕金森病，如果突然停药可诱发 NMS。多巴胺是体温调节中枢与纹状体运动通路之间的神经递质。突然停药可干扰多巴胺能神经活性，导致体温调节失控和帕金森病病情加重。由于肌肉活动增加致产热增加，在体温调节失灵的情况下患者可出现高热。因此，在帕金森病的病程中，如果出现高热，同时伴有自主神经系统功能不稳定、意识改变和血肌酐升高，同时也无明显感染源时，应怀疑药物引起的 NMS。

（2）应用神经安定类药治疗的患者中，NMS 的发生率为 1:100～1:1000；死亡率于 1984 年报道为 10%，1989 年报道如果同时并存肌红蛋白血症和肾功能衰竭，则死亡率更高。即便应用多巴胺激动药如溴麦角环肽、金刚烷胺和丹曲林治疗，并不能降低死亡率。

（3）发热和活动障碍也发生于脑炎、脑膜炎、原发性或药物继发性帕金森病，需做鉴别诊断。后者同时伴有感染、中暑、恶性高热、酒精或苯二氮䓬类药戒断等病因，且可出现致命性的紧张型意识障碍、活动障碍和持续高热，往往无法控制。

（4）对活动性 NMS 患者，不考虑行择期手术，因脱水、高热、自主神经功能障碍和肾衰竭均显著增加围手术期并发症的发生率。一旦发生 NMS，首先采用支持治疗，同时停用神经安定药，保证供氧充分和良好通气，必要时使用去极化或非去极化肌松药。为控制高热，可用冰毯、酒精擦身及退烧药。低血压时可输液和使用正性变力药物治疗；对严重高血压患者可用血管扩张药或 β 受体阻滞药治疗。丹曲林可降低肌僵硬和改善高热，但并不能降低死亡率。使用多巴胺激动药（如上述）能缩短病期。如果存在肌红蛋白血症，需大量输液以防肾衰竭。NMS 时可安全使用会诱发恶性高热的药物，如琥珀酰胆碱、非去极化肌松药和挥发性麻醉药。避免使用可引起高热的抗胆碱药物。琥珀酰胆碱有可能引起高钾血症。有效的治疗药物包括溴隐亭（多巴胺激动剂）、丹曲林、苯二氮䓬类药物和有助于改善强直患者通气的肌肉松弛药。

（十）癫痫（抽搐）患者的麻醉前准备

（1）对正在接受抗癫痫药治疗的抽搐患者，应明确其抽搐的类型、发作的频率、治疗药物的血药浓度。如果抽搐已被很好控制，即可手术，围手术期不必更改抗抽搐药使用方案。如果抽搐频率增加或常出现全身强直痉挛性抽搐，应查明抽搐加剧的潜在原因。常见的原因有药物不匹配、镇静催眠药或酒精的中断、外伤、肿瘤、药物使用（如安非他命、可卡因）、高钙或低钙、低氧和患有其他疾病，需做电解质、肌酐、血浆蛋白、血细胞计数及分类、尿液分析及相应检查和处理，同时测定抗抽搐药血药浓度，如果低于治疗水平，应适当追加药量，手术应推迟直至抽搐被有效控制。但患者在术中仍可能发生抽搐，仅是被全身麻醉神经肌肉接头作用及肌松药的作用所掩盖而已，故仍不能忽视有关抽搐的治疗。许多抗癫痫药物如卡马西平、苯妥英钠、苯巴比妥，均会诱导细胞色素 P450 的活性，影响其他药物的肝脏代谢。而新型的抗癫痫药物如加巴喷丁和托吡酯等产生的药物相互作用要小得多，建议选择使用。术后频繁抽搐的不良后果是手术伤口裂开、呼吸道梗阻、呼吸循环功能衰竭，因此应积极处理术后的惊厥抽搐等症状。

（2）围手术期常用的抗抽搐药物：一般经口服用药都能维持有效的血药浓度，术前禁食（NPO）与术后 NPO 期间，可鼻饲用药，也可改用苯妥英钠或苯巴比妥静脉用药。术前如果口服用药吸收不佳，可在术前数周换用静脉用药以达到血药稳态，术前一般无须追加静脉负荷剂量。丙戊酸经直肠灌注用于小儿，吸收良好，但用药前需清洁灌肠以保证有效吸收。抗抽搐药的半衰期一般都较长，如果术前将最后一次口服剂量加倍，血药有效浓度可维持手术当天一整天，因此可省略 1～2 次用药。

（3）麻醉方案的考虑：局部麻醉药达中毒剂量可诱发抽搐，但抽搐患者施行常规硬膜外麻醉或臂丛阻滞麻醉仍属安全。采用脊髓麻醉较好，因局麻药用量可很小。常用的静脉或吸入全麻药有增高或抑制抽搐活性的作用，取决于剂量大小和当时的患者情况。氯胺酮（特别与茶碱并用）容易诱发癫痫患者的抽搐发作。恩氟烷在较高浓度（＞2.5%）用药及过度通气（$PaCO_2 < 25mmHg$）的情况下，脑电图可出现癫痫样棘波放电，因此，应维持较低浓度用药和保持 $PaCO_2$ 在正常水平。氟烷可影响肝脏线粒体酶活性，在体内代谢较多，肝脏毒性的发生率较高。异氟烷具有强力抗抽搐作

用。镇静药的副作用可影响肝脏代谢和蛋白结合。丙泊酚合并短效阿片类药行静脉麻醉的可控性较好，具有止吐、抗惊厥作用，并且对皮质脑电图无干扰。右美托咪定有良好的镇静作用，可以安全用于该类患者。长时间应用苯妥英钠和氨甲酰氮䓬（又称卡马西平或酰胺咪嗪）治疗可引起对非去极化肌松药的耐药性。麻醉中需监测脑电生理，必要时请神经专科医师协助。脑电生理的监测方法主要有：

脑电图 16 电极通道记录原始脑电压，分析脑电波（赫兹）的频率和幅度，可推测脑活动与代谢状况。例如抽搐激活期或应用小剂量巴比妥和氯胺酮时，脑电波频率增加；麻醉性镇痛药和深度吸入麻醉时，脑电波频率减慢、幅度增加；缺氧、缺血、大剂量巴比妥时，脑电波频率减慢、幅度降低；脑死亡、深度低温、深度低灌注、巴比妥性昏迷和异氟烷 2MAC 水平麻醉时，脑电波呈等电位线。近年来已采用先进的压缩频谱显示仪（CSA），将复杂的原始脑电图信息，通过计算机处理，转换为振幅与频率，使复杂的原始脑电图转变为简单而可理解的图谱资料和波幅、频率曲线面积（正常值占总面积的 85%～99%，平均 97%）。但 CSA 监测有时可能不能发现大脑半球的局部缺血。

诱发电位（EP）可测定中枢神经系统对周围神经刺激所引发的电位变化。根据不同的刺激模式，可将 EP 分为：①躯体感觉诱发电位（SSEPs），刺激手或腿的周围神经，记录头皮、脊柱、棘间韧带或硬膜外腔产生的神经冲动电位；②脑干听觉诱发电位（BAEPs），用测听棒刺激第Ⅷ脑神经，记录后颅窝脑干部位产生的电位；③视觉诱发电位（VEPs），用闪光刺激，记录前颅窝的诱发电位。通过分析 EP 的变化，可了解某特定感觉通路与皮质代表区的功能状态，由此诊断中枢神经系统疾病、监测术中的脑和神经功能。影响 SSEPs 最轻的麻醉方法是芬太尼伴<60%N₂O 或<1%异氟烷吸入，对周围性 SSEPs（即颈 SSEPs）或短潜伏期的 BAEPs 的影响很小。为获得一份可以说明问题的诱发电位记录，需要尽量排除一些影响因素，其中维持稳定的麻醉深度水平是正确记录诱发电位的最重要因素，同时要求麻醉方法与临床环境生命指标如体温、酸碱状态、血细胞压积和血压等不能有丝毫改变，必须保持在恒定状态。

肌电图（EMG）和神经传导速度监测，可判断手术解剖近侧组织的运动与脑神经通路的完整性，以保证手术操作无失误。

下列手术中脑电生理监测具有特殊指征，麻醉前需做好一切仪器物品的准备：①颈动脉内膜剥脱术（CEA）或其他可能引起脑缺血危险的手术，可监测 16-通道 EEG、4-通道 EEG（电极置于两侧大脑半球的前和后区）及 SSEPs。②异常脑组织切除术，可直接在手术显露的脑皮质上测定脑皮质图，适用于癫痫手术，有助于判定异常脑组织或活组织检查的最佳切除范围。大多数静脉和吸入麻醉药对 SSEPs 和 BAEPs 都产生不同程度的影响，对经颅皮质测定结果的影响比经皮质下测定结果的影响明显。巴比妥引起轻度潜伏期延长和幅度减小，但即使皮质 EEG 已处于等电位线，SSEP 仍不会消失。吸入麻醉药和 N₂O 对皮质 SSEPs 潜伏期延长和幅度减小的影响最显著。阿片类药有延长潜伏期和减小幅度的倾向，但即使应用大剂量麻醉性镇痛药麻醉时仍可测得 SSEPs。依托咪酯、氯胺酮和丙泊酚可明显增强 SSEPs。③后颅窝手术期间施行 BAEPs 及刺激面神经（第Ⅶ脑神经）监测 EMG，可明确脑神经功能不全的压迫、牵拉或缺血等原因。④脊柱手术特别是脊柱侧弯矫形手术、神经外科脊髓手术，胸主动脉横夹手术都有施行 SSEPs 监测的指征。⑤周围神经移植或切除术采用 EMG 和神经传导速度测定，可确定已损伤的周围神经或需要施行移植的周围神经；于手术分离神经过程中可判断神经通路及其功能，避免可能发生的神经牵拉、压迫或切断等损伤，以提高安全性和有效性。⑥其他指征：利用 EEG 和 SSEPs 可监测麻醉深度；了解控制性低血压期间脑和脊髓的血流灌注适宜程度；面临脑缺血危险时可及时获得脑等电位线的信息。

（十一）阻塞性睡眠呼吸暂停低通气综合征（OSAHS）的麻醉前准备

（1）OSAHS 的高危因素包括肥胖（主要是中心型、短颈和颈围增加）、男性、绝经后女性和高血压，梗阻的最主要部位是口咽部，患者在睡眠中难以保持呼吸道通畅。患者长期夜间反复出现呼吸道不通畅，可致 $PaCO_2$ 通气反射的敏感性下降。患者术后容易并发肺部并发症；围手术期应用的镇痛药和肌松药，以及悬雍垂腭咽成形术后的呼吸道水肿，都可加重肺部并发症的危险程度。

（2）值得重视的是，许多 OSAHS 患者在术前往往得不到确诊。因此，如果患者或其家属主诉存在白天嗜睡时，应引起警惕，必要时需请耳鼻喉科、呼吸科和神经科专家术前会诊，以明确睡眠呼吸暂停问题。诊断 OSAHS 的金标准是多导睡眠图。为全面评估病情，需做肺功能测定和动脉血气分析；应重视静息期 $PaCO_2$ 升高患者，因为这往往意味着患者的呼吸功能失代偿，其术后肺部并发症的风险将显著增高。需仔细评估早期肺心病的可能性，其并发症发生率和死亡率将显著增高。被证实能引起咽部塌陷的常用药物有丙泊酚、硫喷妥钠、镇痛药、苯二氮䓬类、小剂量神经肌肉阻滞剂和 N_2O，选择药物时需注意。OSAHS 与困难插管相关已被证实，如果选择全身麻醉，可考虑清醒气管内插管或快诱导下气管内插管，但如论采用何种麻醉诱导方式，均需做好困难气道处理的充分准备。

（十二）周围神经损伤的麻醉前准备

（1）手术后并发周围神经损伤的总发生率为 0.1%；在冠状动脉搭桥术患者中为 2.6%～13%。手术体位安置不当（特别在使用肌松药后）以及不恰当的牵引或安置肢体，是导致周围神经损伤的最主要原因。据美国 ASA 研究证实，周围神经损伤也与工作人员玩忽职守有关，占总损伤病例的16%，其中 28% 为尺神经损伤，20% 为臂丛神经损伤，16% 为腰骶神经损伤，其余 36% 为脊髓、坐骨神经、正中神经、桡神经、股神经和其他周围神经及脑神经损伤。男性与女性之间的发生率相等，但尺神经损伤者男性高于女性 3 倍，而腰骶神经损伤女性高于男性 2 倍。此外，美国 ASA 对22 例周围神经损伤进行观察，只有 8 例在术后第 1 天出现症状，其余均在术后 1 个月内才出现症状，表现为感觉异常、功能障碍、肌无力、动作迟钝或该神经分布区疼痛。有些周围神经损伤容易被医师疏忽，如颈交感神经节损伤引起的霍纳综合征和单侧膈神经损伤引起的膈肌麻痹。

（2）神经损伤的发生机制为：①神经遭受外来压迫、牵拉或伸展等机械因素（神经对外力牵拉和压迫非常敏感）；②神经血流或氧供一度中断，与血管疾病、贫血或低血压等有关；③神经直接损伤，与手术操作失误、穿刺针刺伤神经有关；④某些化学性药品、高浓度局麻药、抗生素、电解质溶液、杀菌药等误注入神经或蛛网膜下腔（常即时出现放射性异感）。

（3）如果患者在术前已经存在神经损伤，应根据病史及系统检查探明神经损伤的性质，例如：①感觉、运动障碍系单侧或双侧，有助于判明损伤的性质；②根据解剖学（如周围神经、神经根或脊髓损伤）确定损伤病变的部位；③根据局麻药或肌松药的种类、电解质失常、并存的神经-肌肉疾病等可确定损伤的病因；④根据手术操作过失、体位置置不当、麻醉操作失误可确定损伤的外因，例如截石位可致腓总神经和坐骨神经损伤（截石位手术与神经损伤有关的三个主要危险因素是：手术时间长、身体瘦弱、近期吸烟史）；肘关节过伸可致正中神经损伤；腹股沟区手术易致股神经损伤；心胸部手术劈开胸骨者可致臂丛神经损伤；使用肩垫也可损伤臂丛神经；椎管内麻醉操作或处置可致脊髓或硬膜外腔血肿，导致截瘫等。

（4）检查周围神经损伤有时需要采用电生理测定：①肌电图（EMG）测定，有助于确定神经损伤的性质，对神经切断伤、轴突连续性完全中断具有确诊价值。肌肉在无神经支配下的 EMG 图像表现为纤颤性电压伴正性尖锐高峰波，但有时会延迟到神经切断损伤 2～3 周后才出现，因此非 100％敏感，但对可疑的病例常规检查 EMG。首先需排除是否轴突完全中断，其次可据首次检查结果与往后的 EMG 结果进行前后比较，以确定其病理进展；②神经传导速度测定，具有投射定位的指导意义；③运动和感觉诱发电位测定，对了解损伤神经的再生与否具有指导意义。

（5）神经损伤预后的估计取决于损伤病理：如：①神经纤维部分脱髓鞘，指整个神经轴索及神经内膜鞘仍保持完整的损伤，其髓鞘的再形成并恢复功能的时间需要 6～8 周；②轴突断伤，指神经轴索完全破坏，但神经外膜鞘及神经索周围鞘仍保持完整的损伤，预后取决于神经轴索在神经内膜管内再形成的速度，神经功能自动恢复可能需经数月至数年，预后尚好。临床经验指出，神经髓鞘再形成的速度为每天 1mm；神经损伤部位在近侧者，其恢复速度比远侧损伤者缓慢；③神经断伤，指神经轴突与髓鞘完全横断的损伤，神经纤维完全切断，神经内可出现结缔组织增生和瘢痕形成，致使神经纤维无法在神经管内再生，功能的恢复几无希望，可试行手术修补。因此，对神经横断者，需立即施行端端吻合手术，有可能神经再生。对神经被手术刀部分划伤者，可酌情立即修补。对损伤界线不能明确辨别者，首先解除外来压迫等因素，修补手术应推迟 3～6 周，待测定神经功能后再决定手术与否。此外，应同时控制代谢因素障碍如糖尿病、尿毒症、嗜酒性或营养性维生素 B_1 缺乏症等，对加快恢复速度有利；对疼痛性感觉障碍可用氨甲酰氮䓬或苯妥英钠治疗；对幻痛者可试行交感神经切除治疗。

四、内分泌系统疾病

并存内分泌系统疾病的患者，麻醉前需做好以下准备工作。

（1）血压和循环功能：有些内分泌系统疾病可促使血压显著增高，但实际血容量却是明显减少的，例如：①嗜铬细胞瘤，由于周围血管剧烈收缩致血管内液体外渗，实际是处于低血容量状态，一旦肿瘤血运完全切断时，可立即出现顽固性低血压，因此在术前必须做专门的术前准备，包括：术前数天开始服用酚苄明（每次 10mg，每日 2 次），逐渐加量，直至体位性低血压降至轻度。在使用 α 受体阻滞剂的同时适当补液。对于持续心动过速或快速型心律失常患者，可配用 β 受体阻滞药以控制高血压和心律失常。拉贝洛尔具有同时阻滞 α 受体和 β 受体的作用，效果更佳。应用适量地西泮（10～20mg 口服）以控制焦虑。如果术中发生高血压，应告知手术医师停止对肿瘤的任何操作，同时给予酚妥拉明或硝普钠控制血压。肿瘤切除后，交感神经兴奋性降低可造成严重低血压，可通过补液扩容纠正，但也常需要使用去甲肾上腺素、肾上腺素、去氧肾上腺素或多巴胺等升压药的支持；②肾上腺皮质功能不全时，由于钠、水经尿道和肠道异常丢失过多，可致血容量减少，术前必须至少两天输注生理盐水，并口服氟氢可的松 0.1～0.2mg，手术当天还需至少每 6 小时肌内注射或静滴可溶性磷酸氢化可的松或琥珀酸氢化可的松 50mg。③尿崩症患者，由于大量排尿，可出现显著的血液浓缩、血容量减少和电解质素乱，应在术前每 4 小时肌内注射抗利尿激素（加压素）10～20U，或静脉滴注 5%葡萄糖溶液 1000mL，待血浆渗透压降至正常后再施手术。

（2）通气量：进行性黏液性水肿患者，自主呼吸通气量明显减少，手术应推迟，需先用甲状腺素治疗；如果手术必须在 1 周内施行者，可口服三碘甲状腺原氨酸（T_3），每日 50～100μg；如果手术允许推迟到 1 个月以后进行者，可口服甲状腺素（T_4），每日 0.1～0.4mg。服药期间可能出现心绞痛或心律失常，这时剂量应减少或暂停。

（3）麻醉耐受性：未经治疗的肾上腺皮质功能不全、脑垂体功能不全或垂体促肾上腺皮质激素分泌不足的患者，机体的应激反应已消失或接近消失，对麻醉药物的任何血管扩张作用都容易发生循环虚脱，有生命危险。由于对这类意外事先难以预测，因此估计有可能发生者，术前可预防性肌内注射磷酸氢化可的松 100mg。此类患者一般伴有高钾、低钠，需严密监测电解质。未经治疗的急性肾上腺皮质功能不全患者属手术禁忌，必须积极处理。急诊手术术中可行动脉穿刺监测血压、电解质和血糖。禁忌用依托咪酯行麻醉诱导，因为即使使用单剂量诱导，也会抑制肾上腺皮质功能，增加危重患者的死亡率。慢性肾上腺皮质功能不全者无须行有创监测。

（4）渗血：库欣综合征患者的肾上腺糖皮质激素活性显著增高，围手术期常表现为难治性的高血压（可用利尿剂减少血管内容量，但需监测电解质），同时可出现手术野渗血、止血困难和失血量增多。此时只有通过谨慎结扎血管以求止血。术后应注意预防深静脉血栓形成。

（5）感染：库欣综合征患者的肾上腺糖皮质激素分泌过多，机体防御功能显著减弱，容易发生切口感染。未经治疗的糖尿病患者，切口感染风险亦增加，均需注意预防，宜选用杀菌性抗生素而非抑菌性抗生素。

（6）镇痛药耐量：库欣综合征患者常处于警醒和焦虑状态，因此需用较大剂量镇静药。未经治疗的艾迪生病患者，对镇静药特别敏感，故需慎用。甲亢患者因基础代谢率高，神经肌肉应激性增高，故镇静药和镇痛药均需加量。甲状腺功能低下患者，对镇静药和镇痛药特别敏感，均需减量。

五、肾脏疾病

麻醉前准备的基本原则是保护肾功能，维持正常的肾血流量和肾小球滤过率，具体应尽可能做到以下几点：①术前补足血容量，防止因血容量不足所致的低血压和肾脏缺血；②避免大剂量使用缩血管药，大多数该类药易导致肾血流量锐减，加重肾功能损害，尤其以长时间大量使用时为严重；③保持尿量充分，术前均需静脉补液，必要时可适当使用利尿剂；④纠正水、电解质和酸碱代谢失衡；⑤避免使用对肾脏有明显毒害的药物，如汞剂利尿药、磺胺药、肾毒性抗生素、止痛药（非那西丁）和降糖药（降糖灵）等，尤其是某些抗生素的肾脏毒性最强，如庆大霉素、甲氧苯青霉素、四环素、两性霉素 B 等均需禁用。某些抗生素本身并无肾脏毒性，但如果复合应用，则肾脏毒性增高，例如先锋霉素单独用并无肾脏毒性，若与庆大霉素并用则可能导致急性肾功能衰竭；⑥谨慎使用完全通过肾脏排泄的药物，否则药效延长，难以处理；⑦有尿路感染者，术前必须有效控制炎症。⑧慎重选择术前镇静药及术中麻醉药。

六、肝脏疾病

肝功能损害患者的麻醉前准备特别重要。肝功能损害患者经过一段时间保肝治疗，多数可获得明显改善，对手术和麻醉的耐受力也相应提高。保肝治疗包括：①高碳水化合物、高蛋白质饮食，以增加糖原储备和改善全身情况，必要时每日静脉滴注 GIK 溶液（10％葡萄糖液 500mL 加胰岛素 10U、氯化钾 1g）；②低蛋白血症时，间断补充外源性白蛋白；③小量多次输新鲜全血，以纠正贫血和提供凝血因子；④适当补充维生素 B、维生素 C、维生素 K；⑤改善肺通气，若并存胸腔积液、腹水或肢体水肿，应适当限制钠盐，应用利尿药和抗醛固酮药，必要时术前放出适量胸腔积液、腹水，引放速度必须掌握缓慢、分次、小量的原则，同时注意水和电解质平衡，并补充血容量。

七、血液病

（1）慢性贫血：慢性贫血的原因很多，主要为缺铁性贫血和各种先天性或后天性溶血性贫血。中度贫血者，术前经补充铁剂、叶酸和维生素 B_{12}，一般纠正尚无困难，术前只要维持足够的血容量水平，并不会增加麻醉的危险性；必要时术前给予小量多次输新鲜血，纠正可较迅速，不仅提高血红蛋白和调整血容量，还可增加红细胞携氧和释放氧所必需的 2，3-二磷酸甘油酸（2，3-DPG）。在急诊手术前通过输注红细胞悬液也较易纠正。术前应用促红细胞生成素可能提高血红蛋白和血细胞比容水平。如果术前存在携氧能力不足的缺血性症状，术前也需输血。

（2）巨幼细胞贫血：多见于恶性贫血和叶酸缺乏，手术宜推迟，待叶酸和维生素 B_{12} 得到纠正，一般需 1～2 周后方能手术。

（3）镰刀状细胞贫血：镰刀状细胞贫血时易发生栓塞并发症，特别容易发生肺栓塞，尤其在面临缺氧或酸中毒时，镰刀状细胞增多，栓塞更易形成，手术和麻醉有相当危险。对这类患者术前均应输以全血，直至血红蛋白恢复正常后再手术。输全血还有相对稀释镰刀状细胞、阻止其堆集成柱而堵塞小血管的功效。羟基脲的常规应用可使红细胞镰状化降低 50％。冠状动脉系统的红细胞镰状化或炎性变可导致心肌纤维化，心肺功能进行性恶化。术中要维持足够的氧合（$FiO_2 \geqslant 0.30$），维持患者体温（加热毯、预热静脉用液体、调高手术室温度），同时要维持足够的心排血量，防止因体位或止血带导致的静脉淤积。术后吸氧 12～24 小时，并给予充分的镇痛。

（4）血小板减少：一般情况下，人体血液中的血小板只要保持在 30×10^9～50×10^9/L（30000～50000/mm³），即可维持正常的止血功能，但当其低于 30×10^9/L 或伴血小板功能减退时，可出现皮肤和黏膜的出血征象，手术伤口呈广泛渗血和凝血障碍。遗传性血小板减少较罕见，需输浓缩血小板治疗。获得性血小板减少较为多见，需根据病因进行术前纠正，如红斑狼疮、特发性血小板减少性紫癜或尿毒症等引起者，可给予强的松类激素进行治疗。阿司匹林不可逆地抑制血小板聚集影响机体凝血，只有当新的正常血小板进入血液循环其功能才能恢复。口服阿司匹林后，血小板功能低下的状态可持续 7 天左右，因此术前如需停药，则至少停药 7～10 天方能纠正。每输 1U 浓缩血小板可增高循环内的血小板 4×10^9～20×10^9/L。

（5）非血小板减少性紫癜：可表现为紫癜、血尿，偶尔因血液渗入肠壁而引起急性腹痛，常可继发肠套叠而需急诊手术。为防止手术野出血和渗血，术前可试用强的松和浓缩血小板治疗。

（6）恶性血液病：如白血病、淋巴瘤或骨髓瘤患者，偶尔需手术治疗，其主要危险在于术中出血和渗血不止及血栓形成。单纯就患者的凝血功能障碍或栓塞风险而言，如果疾病正处于缓解期，手术危险性不大；处于部分缓解期时，手术也相对安全。急性白血病时，如果白细胞总数增高不过多，血红蛋白尚在 100g/L，血小板接近 100×10^9/L，无临床出血征象时，术中风险也并无显著升高。但当贫血或血小板减少较严重时，术前应输全血和浓缩血小板做准备。慢性粒细胞性白血病，如果血小板超过 $1000×10^9$/L 或白细胞总数超过 $100×10^9$/L，术中可能遇到难以控制的出血，危险性很大。慢性淋巴细胞性白血病患者如果血小板计数正常，即使白细胞总数超过 $100×10^9$/L，也非手术禁忌证。真性红细胞增多症时，术中易致出血和栓塞并发症，当血细胞比容增高达 60%，可出现凝血酶原时间延长、部分凝血活酶时间显著延长和纤维蛋白原显著降低。这类患者需经过放血术、放射疗法或化学疗法，待红细胞总数恢复正常后方可手术，但并发症仍然多见。

八、特殊病情患者的麻醉前准备

（一）病态肥胖

1．病态肥胖对器官功能的影响

正常人的标准体重（kg）可按身高（cm）−100 推算。体重超过标准体重 10%～15% 或体重指数（BMI）超过 $28kg/m^2$ 即为肥胖；超过 15%～20% 为明显肥胖；超过 20%～30% 则为病态肥胖。亦可利用肥胖指数 ［＝身高（cm）−体重（kg）］ 来确定肥胖的程度：肥胖指数≥100，为不胖；＝90 左右，为轻度肥胖；≤82，为病态肥胖。肥胖一般可分三类：①单纯性肥胖，因营养过度引起；②继发性肥胖，因内分泌功能失调引起，如下丘脑病变、库欣综合征等；③家族性肥胖，因遗传引起。不论病因如何，肥胖本身可引起呼吸循环等一系列病理生理改变。

（1）呼吸系统：病态肥胖可引起肺活量减少，深吸气量和呼气储备量减少，此与胸腹部有过多的脂肪压迫、胸廓扩张受限（胸廓顺应性降低）、胸廓弹性回缩增强、膈肌抬高等因素有关，尤其在水平仰卧位时的影响最为显著，易出现通气/血流比例失调、低 PaO_2、高 $PaCO_2$ 和氧饱和度下降；部分患者还可出现肺动脉高压和肺毛细血管楔压增高，甚至肺栓塞。肥胖患者上气道软组织丰富，容易阻塞气道，使困难气道的危险性显著增加。此外，在麻醉后较易并发肺部感染和肺不张。

（2）心血管系统：每增加 1kg 脂肪组织，即需要增加 0.01L/min 的心排血量才能满足充分的组织灌注，因此肥胖患者多合并高血压。据统计，肥胖患者中有 58% 并发高血压，但多数属轻度或中度高血压。肥胖人的血容量和心排血量均有所增加，增加量与肥胖程度成正比，由此可加重左室容量负荷，久之出现左室肥厚，继而发展为右室肥厚，其程度与体重增加成正比。此外，由于肺通气功能不足所致的长时间慢性缺氧，刺激骨髓造血功能，可引起继发性红细胞增多、血黏度增高，更加重心脏负荷，甚至导致心力衰竭。肥胖多伴脂质代谢紊乱，因此容易并发动脉硬化。一般认为肥胖伴高血压者，容易继发冠心病和心肌梗死，或脑动脉硬化和脑血管意外甚至猝死。

（3）其他：肥胖患者易并发糖尿病，或肝细胞脂肪浸润（脂肪肝），但多数患者肝功能仍正常。既往认为肥胖患者术前胃内容物和酸度增加，为降低围手术期发生反流误吸的风险，因此建议此类患者术前给予西咪替丁、雷尼替丁或甲氧氯普胺（术前一晚和术晨使用），但目前尚缺乏循证医学的证据。

2．麻醉前准备

首先对肥胖的类型、病因及其程度做出评估，重点注意呼吸、循环和内分泌系统等改变。

（1）对病态患者，应检查在水平仰卧位时的呼吸功能状况，如果出现气短、呼吸费力或呼吸道不全梗阻，甚至不能平卧者，术前需做肺功能测定及动脉血气分析。选择麻醉方法应以能保证呼吸道通畅和通气量满意者为准。对气管内插管操作的难易程度术前也必须充分估计，必要时考虑采用清醒气管内插管。

（2）术前对是否并存高血压、动脉硬化和糖尿病、胸透及心电图有无异常以及心脏代偿功能等都应做出全面估计，并给予相应的处理。对继发性肥胖患者，如为择期手术，应先施行病因治疗后再手术。对单纯性肥胖患者，术前最好采取减重治疗，包括合理的饮食限制、体育锻炼和药物等。减重可明显改善患者的心肺功能，使肺活量和通气储备量恢复正常，慢性缺氧和 CO_2 蓄积得到纠正，血容量和血压可明显降低，对预防高血压和减轻心脏负荷可起到良好的作用。此外，减重对维持术中呼吸和循环的相对稳定、预防术后肺部并发症均非常有效。但必须指出，减肥治疗一般需经过 1 个月至数个月的过程，仅于术前数日内严格限制饮食，不仅无效，相反会因此削弱肥胖患者对麻醉和手术的耐受力。重度肥胖者行开腹手术，应在术前行动脉血气分析，了解患者术前低氧血症的情况及指导术后拔管。有研究表明，肥胖者苏芬太尼的分布容积增加且清除延迟，作用时间明显延长。

（二）慢性酒精中毒

慢性酒精中毒对器官功能的影响

长期嗜酒可致慢性酒精中毒，其特征是对酒精产生耐受和生理依赖，同时脏器出现一系列病理生理改变，对麻醉和手术的耐受力显著降低，具有明显的危险性。

（1）病理生理变化：①长期嗜酒者常伴有营养障碍，可致维生素 B_1 缺乏；酒精本身及其代谢产物可直接毒害神经系统，容易出现多发性周围神经炎，表现为四肢远端感觉和运动障碍；也可累及中枢神经，发生急性出血性脑灰质炎及神经炎性精神病。周围神经系统和中枢神经系统同时受害时，称脑性脚气病综合征，表现为记忆力减退、思维涣散、不能胜任细致的复杂工作与学习，可逐渐发展累及小脑、脑干及间脑发生退行性变，甚至脑广泛坏死而死亡；②酒精容易毒害肝脏而并发脂肪肝、酒精性肝炎及肝硬化（发生率 10%），肝脏的代谢、解毒及合成功能均受影响，临床表现为营养不良、体重减轻、厌食、黄疸、发热、胃溃疡、胃食管反流及食管静脉曲张；也可出现凝血机制障碍和白蛋白减少；可出现腹水、通气功能减弱、氧饱和度降低、低 PaO_2 和轻度呼吸性碱血症；③酗酒 10 年以上者，可危及心脏，出现酒精性心肌病和心脏性脚气病，表现为气急、咳嗽、心悸、呼吸困难和传导阻滞，最后可演变为右心衰竭，也会因突发心肌梗死而猝死，但容易被漏诊；④酒精可抑制叶酸代谢而影响红、白细胞及血小板的生成，可致贫血、抵抗力低下和凝血障碍；⑤约有20%慢性酒精中毒的患者可并发慢性阻塞性肺疾病；⑥常并发酒精性低血糖；可抑制抗利尿激素而出现尿量增多和脱水；可引起肾上腺皮质激素分泌增高而诱发胰腺炎。

（2）戒酒综合征：正常人如果大量饮酒持续 2~3 周，即可出现酒精依赖性，机体必须依赖酒精才能维持正常生理功能。如果突然停饮，即会出现一系列生理紊乱，此即为戒酒综合征。发病机制系因中枢神经系统失去酒精的抑制作用而产生大脑皮质和 β 肾上腺素能神经过度兴奋所致。即由于交感神经兴奋，血中儿茶酚胺增高，使骨骼肌收缩速率增加，因而干扰了神经-肌肉的传导或肌梭活性，致使这些患者的震颤强度增加。其临床表现为：最初 6~8 小时期间表现为震颤［全身性震颤是本病最明显的特征，是一种快速（6~8Hz）、轻重不一、在安静环境下减轻而在运动和情绪紧张时加重的震颤］，伴有易激惹和胃肠道症状，特别是恶心、呕吐。多为精神因素引起，也可能因低血糖和体液失衡所致；24~36 小时内出现幻觉性精神病和戒断性癫痫大发作；72 小时内出现震颤性谵妄，表现幻觉、抽搐、知觉迟钝、失眠、精神错乱、自主神经系统活动亢进和共济失调，严重时出现结肠坏死或硬膜下血肿等致命性并发症。恢复饮酒可很快缓解症状，再次停止饮酒后症状复发并且加重。症状持续时间差别很大，通常持续 2 周。病情在完全停止饮酒后 24～36 小时达高峰。

（3）麻醉前准备：慢性酒精中毒患者易合并多种疾病。如合并急性酒精性肌病可致严重的肌肉痉挛；也可合并广泛的多发性周围神经病，引起全身感觉障碍和肌无力；合并急性胃炎时可致恶心呕吐；伴发戒酒性癫痫时可致外伤。另外，尚可合并泌尿系感染、胰腺炎、肝硬化、胃肠道出血等。对疑有慢性酒精中毒或已经明确存在酒中毒的患者，手术宜推迟，需全面系统了解心、肺、肝、脑等各脏器的损害程度，对正在出现的戒酒综合征及其治疗效果进行了解和估计。具有中枢性肌松作用的镇静药（如利眠宁、地西泮等）是目前治疗震颤性谵妄的较佳药物，应在戒酒的最初 2～4 天内预防性用药，同时服用大量维生素 B_1 和补充营养，一般戒酒征象可被基本解除。苯妥英钠对戒酒性癫痫确有防治作用，如患者对苯妥英钠过敏，可改用卡马西平，但巴比妥类药物应慎用，因其可能有增加呼吸抑制的危险。在戒酒期间，各脏器功能尚未完全恢复时，任何麻醉药和麻醉方法均有一定的危险，故禁忌择期手术。偶然大量饮酒而致急性酒精中毒的患者，如需急诊手术，对各种麻醉药的耐受性并不增加，但对麻醉药的需要量减少可能较明显，故应酌情合理用药，避免逾量。

（三）昏迷

手术前的患者偶尔可并存昏迷，其诱因要尽可能加以鉴别和纠正；并仔细观察和正确评估昏迷的程度。由于这类患者的器官代谢功能已经紊乱，因此对任何麻醉药物的耐受性都降低，易出现昏迷加重。从麻醉处理角度看，较常见的昏迷有以下几类：①意识消失，但存在哈欠、吞咽或舔舌等反射动作，提示浅昏迷，脑干主要功能尚未损害；②意识消失，呼吸动作、瞳孔反应和眼球活动仍正常，也无定位性运动障碍体征者，最可能为代谢异常（如尿毒症、低血糖、肝性脑病、酒精中毒、低磷血症、黏液水肿和高渗性非酮症性昏迷等），或药物中毒（如麻醉性镇痛药、镇静药、催眠药等）所致。除非紧急手术（如内脏出血或穿孔），术前应尽可能先纠正昏迷，但对尿毒症和高渗性非酮症性昏迷的纠正不宜过快，避免因脑水肿而加重昏迷程度；瞳孔反射失常提示低氧、低体温、眼部疾病或药物中毒（如颠茄碱、苯二氮䓬类等）；③昏迷伴上肢肘部呈屈曲位肌强直者，提示双侧大脑半球功能障碍，但脑干无损害（去皮质姿势）；④昏迷伴上肢和下肢均呈伸直位肌强直者，提示双侧上位脑干结构损害，或深部大脑半球损害（双侧去大脑强直）。这类情况可见于脑外伤或心搏骤停复苏后脑缺氧性损伤后遗症，除非急症，禁忌择期手术；⑤昏迷伴腱反射亢进、趾背上翻者，提示存在中枢神经系统结构性病变，或存在尿毒症、低血糖或肝性脑病。如果昏迷伴腱反射低下、足趾跖屈，也无偏瘫征象者，提示不存在中枢神经系统结构性改变；⑥昏迷伴癫痫大发作，提示深部中线性脑干或丘脑损害，或局灶性运动中枢性改变，对其诱因应力求弄清，可因戒酒、尿毒症、妊娠毒血症、脑损伤、脑肿瘤、产伤、药物（戊四氮、印防己毒素、美解眠、士的宁等）、高血钙、低血钙、脑血管病变或脑血管意外等引起，也可能原因不明。术前均应针对诱发疾病进行积极处理，并用治疗剂量抗惊厥药，一直用至手术日晨，对癫痫本身一般无其他特殊处理。过去认为高浓度恩氟烷，特别在过度通气及低 $PaCO_2$ 情况下，可诱发脑电癫痫样波和强直性肌痉挛。今知,恩氟烷对人类并不增加癫痫的发生,可以选用。

(四)妊娠

同年龄组孕妇与非孕妇,其并发外科疾病的频率相等,麻醉医师必须熟悉手术适应证及其病情特点。孕期常见的外科疾病有:①急性阑尾炎,发生率1:2000,所表现的征象与妊娠最初3个月期间的妊娠反应有相似处,容易混淆而被误诊,以致发展为阑尾穿孔和弥漫性腹膜炎,全身情况严重,麻醉危险性增加,同时流产率也增高。因此应尽早明确诊断,积极手术;②急性胆囊炎和胆石症,发生率1:3500~1:6000,病情往往较重,手术较复杂,手术需时较长,麻醉中的变化较多,同时可能使胎儿受损害,故应尽量避免手术,采用输液、胃肠减压、解痉、止痛和抗生素等保守治疗,一般在2天内症状可得到明显改善;③急性机械性肠梗阻,较为少见。曾有腹腔手术史的孕妇,若腹腔内遗留粘连,妊娠后有可能诱发机械性肠梗阻。为避免病情趋于严重,一旦诊断明确,手术不宜延迟,如果已近临产,可先行剖宫产术以获得肠梗阻手术必需的术野显露;④食管裂孔疝,发生率较高,主要症状为反流性食管炎,饱食后取直坐位或服止酸药可缓解,一般不需急诊手术治疗。⑤乳腺癌,不多见,但一旦发生,其恶性程度高,应做活检确诊,然后施行根治术,同时终止妊娠。如果在分娩后再施行乳癌根治术,则复发率更增高。⑥卵巢肿瘤,多在妊娠初3个月内发生,只要不并发扭转、破裂或出血,可暂不考虑手术治疗。

妊娠合并外科疾病时,是否施行手术和麻醉,必须考虑孕妇和胎儿两方面的安全性。母体的风险主要是由妊娠期的生理学变化所致,常涉及气道、心肺、神经系统和消化系统。孕妇的误吸、困难气道、低氧血症、低血压、麻醉药物的过量和栓塞等风险增加。胎儿风险包括潜在致畸性、窒息和早产。一般讲,妊娠初3个月期间,若存在缺氧、麻醉药或感染等因素,则易诱发胎儿先天畸形或流产,因此应尽可能避免手术,择期手术宜尽量推迟到产后6周施行;危重手术应推迟至孕中期(15~28周),此时胎儿器官形成已经完成(15~56天)。如系急诊手术,尽可能选择局麻或区域麻醉。高达30%的孕妇由于主动脉、腔静脉受压而易发生仰卧位低血压,仰卧位时需将子宫左移,麻醉时应充分供氧,避免缺氧和低血压。如必须全身麻醉,则气道检查尤为重要,妊娠会导致气道血管形成和水肿,增加困难插管的可能性。由于机械和激素水平原因导致孕妇误吸风险增加(妊娠12~14周后最为显著),且此时胃排空延迟、分泌增多、壁细胞活性增加使胃液 pH 值降低。肺功能残气量(FRC)和残气容积(RV)降低以及氧耗增加,导致孕妇易发生低氧血症。妊娠妇女对吸入、静脉和局部麻醉药的敏感性增加,MAC 降低20%~40%(可能与孕酮的镇静效应有关),局麻药的需要量也减少30%,因此麻醉药物的剂量需做相应调整。

(五)抗凝治疗

应用肝素抗凝时,静脉注射5000U(相当于50mg),可使全血凝固时间延长2倍,维持3~4小时后,逐渐自动恢复正常。于此期间,如果需施行急诊手术,术前需采用鱼精蛋白终止其抗凝作用,具体方法为:①刚静注肝素不久者,鱼精蛋白的剂量(mg)相当于末次肝素剂量(U)的1/100;②静脉注射肝素已隔30分钟以上者,由于肝素的生物半衰期短于1小时,用鱼精蛋白的拮抗剂量只需上述剂量的1/2;③注射肝素已隔4~6小时者,一般已无须再用鱼精蛋白拮抗;④皮下注射肝素的吸收缓慢,鱼精蛋白剂量只需静注肝素(mg)量的50%~75%,但由于肝素仍在不断被吸收,故需重复注射鱼精蛋白。鱼精蛋白的静注速度必须缓慢,若注速过快则可引起血小板减少；注药过量则鱼精蛋白本身可转为弱抗凝药，同时可能严重抑制循环，导致血压骤降而不易回升的后果。

应用双香豆素或其衍生物抗凝者，因凝血酶原时间仅延长 25%左右，故较肝素容易被掌握，如需终止其作用，只需在术前静注维生素 K_1 5mg，即可使凝血酶原时间恢复至安全水平的 40%以上，维持 4 小时，但完全恢复正常水平则需 24～48 小时，且对今后再使用双香豆素抗凝，可产生耐药性达 1 周以上。因此，如果手术仅需数小时的暂时终止抗凝，可不必用维生素 K_1，只需静脉滴注新鲜冻血浆 250～500mL 即可。因双香豆素的作用仅是降低凝血 II、VII、IX 和 X 因子，而储存于血浆中的这些凝血因子仍很充足，故可达到暂时恢复凝血酶原时间的目的。目前使用双香豆素类药物时一般用目标国际标准化比值（INR）进行疗效监测，接受华法林治疗，目标 INR 为 2.0～3.0 的患者，应在术前 5 天停止服药；目标 INR 为 2.5～3.5 的患者，应在手术前 6 天停止服药，手术前 1 天检查 INR，如果＞1.5，服用 1mg 维生素 K_1。术后第一天华法林可恢复术前剂量，但需每日监测 INR。

第四节　麻醉选择与基础麻醉

一、麻醉选择

麻醉的选择取决于病情特点、手术性质和要求、麻醉方法本身的优缺点、麻醉者的理论水平和技术经验，以及设备条件等几方面因素，同时还要尽可能考虑手术者对麻醉选择的意见和患者自己的意愿。各种麻醉都有各自的优缺点，但理论上的优缺点还可因具体病情的不同，以及操作熟练程度和经验的差异，而出现效果上、程度上、甚至性质上的很大差别。患者对各种麻醉方法的具体反应也可因术前准备和术中处理是否恰当而有所不同。例如硬膜外麻醉用于早期休克患者，在血容量已经补足或尚未补充的两种不同情况下，其麻醉反应则可迥然不同。因此，麻醉的具体选择必须结合病情和麻醉者的自身条件和实际经验，以及设备条件等因素进行全面分析，然后才能确定。

（一）病情与麻醉选择

手术患者的病情是麻醉选择最重要的依据：①凡体格健康、重要器官无明显疾病、外科疾病对全身尚未引起明显影响者，几乎所有的麻醉方法都能适应，可选用既能符合手术要求，又能照顾患者意愿的任何麻醉方法；②凡体格基本健康，但合并程度较轻的器官疾病者，只要在术前将其全身情况和器官功能适当改善，麻醉的选择也不存在大问题；③凡合并较重全身或器官病变的手术患者，除应在麻醉前尽可能改善其全身情况外，麻醉的选择首先要强调安全，选用对全身影响最轻、麻醉者最熟悉的麻醉方法，要防止因麻醉选择不当或处理不妥所造成的病情加重，也需防止片面满足手术要求而忽视加重患者负担的倾向；④病情严重达垂危程度，但又必须施行手术治疗时，除尽可能改善全身情况外，必须强调选用对全身影响最小的麻醉方法，如局麻、神经阻滞；如果选用全麻，必须施行浅麻醉；如果采用硬膜外麻醉，应强调在充分补液扩容的基础上，分次小量使用局麻药，切忌阻滞范围过广；为安全计，手术方式应尽可能简单，必要时可考虑分期手术，以缩短手术时间。

小儿配合能力差，在麻醉选择上有其特殊性。基础麻醉不仅解决不合作问题，还可使小儿安静地接受局部浸润、神经阻滞或椎管内麻醉；如果复合全麻，可做到诱导期平稳、全麻药用量显著减少。又因小儿呼吸道内径细小、分泌腺功能旺盛，为确保呼吸道通畅，对较大手术以选用气管内插管全麻为妥。

对老年人的麻醉选择，主要取决于全身状况、老年生理改变程度和精神状态。全身情况良好、动作反应灵敏者，耐受各种麻醉的能力并不比青壮年者差，但麻醉用药量都应有所减少，只能用其最小有效剂量。相反，年龄虽不很高，但体力衰弱、精神萎靡不振者，麻醉的耐受力显著降低，以首选局麻或神经阻滞为宜，但后者的麻醉效果往往可比青壮年者好，全麻宜做最后选择。

（二）手术要求与麻醉选择

麻醉的首要任务是在保证患者安全的前提下，满足镇痛、肌肉松弛和消除内脏牵拉反应等手术要求。有时手术操作还要求麻醉提供降低体温、降低血压、控制呼吸或肌肉极度松弛，或术中施行唤醒试验等特殊要求。因此，麻醉的选择存在一定的复杂性。总的来说，对手术简单或病情单纯的患者，麻醉的选择可无困难，选用单一的麻醉药物和麻醉方法，就能取得较好的麻醉效果。但对手术复杂或病情较重的患者，单一的麻醉方法往往难以满足手术的全部要求，否则将促使病情恶化。此时，有必要采用复合麻醉（也称平衡麻醉），即同时或先后利用一种以上的麻醉药和麻醉方法，取每种麻醉药（方法）的长处，相互弥补短处，每种药的用量虽小，所得的麻醉效果恰已能符合手术要求，而对病情的影响可达到最轻程度。复合麻醉在操作管理上比较复杂，要求麻醉者有较全面的理论知识和操作管理经验，否则也未必能获得预期效果，有时反而会造成不良后果。

针对手术要求，在麻醉选择时应想到以下六方面问题：

（1）根据手术部位选择麻醉：例如颅脑手术选用局部麻醉或全身麻醉；上肢手术选用臂丛神经阻滞麻醉；胸腔内手术采用气管内循环紧闭麻醉；腹部手术选用椎管内麻醉或复合肌松药的全身麻醉；下肢手术选用椎管内麻醉；心脏手术选用低温体外循环下全凭静脉麻醉。

（2）根据肌肉松弛需要程度选择麻醉：腹腔手术、长骨骨折或某些大关节矫形或脱臼复位，都需要良好的肌肉松弛，可选臂丛阻滞、腰麻或硬膜外麻醉，或全麻并用肌松药。

（3）根据手术创伤或刺激性大小、出血多少选择麻醉。胸、腹腔手术，或手术区邻近神经干或大血管时，手术创伤对机体的刺激性较大，容易发生血压、脉搏或呼吸波动。此时，无论采用何种麻醉方法，均宜附加相应部位的神经或神经丛阻滞，如肺门神经丛、腹腔神经丛、肠系膜根部阻滞或肾周围脂肪囊封闭、神经血管周围封闭等。对复杂而创伤性很大或极易出血的手术，不宜选用容易引起血压下降的麻醉（如脊麻），全麻常较局麻为合适。

（4）根据手术时间长短选择麻醉：1小时以内的手术，可用简单的麻醉，如局麻、氯胺酮静脉麻醉、局部静脉麻醉或单次脊麻等。长于1小时的手术，可选用长效局麻药施行脊麻、神经阻滞麻醉，或连续硬膜外麻醉或全麻。对于探查性质手术，手术范围和手术时间事先很难估计者，则应做长时间麻醉的打算。

（5）根据手术体位选择麻醉：体位可影响呼吸和循环生理功能，需用适当的麻醉方法予以弥补。例如取俯卧或侧卧位时，应选用气管内紧闭麻醉、局麻或硬膜外麻醉，不宜用脊麻或硫喷妥钠麻醉。坐位手术时，应尽量选用局麻等对循环影响小的麻醉方法。如需用全麻，必须施行气管内插管，并采取相应的措施。

（6）考虑手术可能发生的意外选择麻醉：胸壁手术（如乳癌根治术）可能误伤胸膜而导致气胸，事先应做好吸氧和气管内插管的准备；食管手术有可能撕破对侧纵隔胸膜而导致双侧气胸，需有呼吸管理的准备。呼吸道部分梗阻或有外来压迫的患者，以选用清醒气管或支气管内插管为最合适。

（三）麻醉药和麻醉方法选择

各种麻醉药和麻醉方法都有各自的特点、适应证和禁忌证，选用前必须结合病情或手术加以全面考虑。原则上尽量采用简单的麻醉，确有指征时才采用较为复杂的麻醉。

（1）全身麻醉：全身麻醉的首要目标是维持患者的健康和安全，提供遗忘、催眠（无意识）、无痛和最佳手术状态（如无体动现象）。麻醉医师选用自己最为熟悉的全身麻醉方法已为常理，但最近 Forrest 等总结来自多个中心单位采用全身麻醉的资料表明，选用全身麻醉方法可发生某些不良副作用，其发生率具有统计学显著性差异。高血压在芬太尼麻醉中较为常见；室性心律失常在氟烷麻醉中较为常见；心动过速在异氟烷麻醉中较为常见。采用中至大剂量芬太尼的全身麻醉组患者，术后至少需施行 80 小时的机械呼吸，而在其他麻醉患者一般只需要 7 小时。一般认为，术后长时间机械呼吸可能带来不良后果。

（2）局部麻醉：今已确认，在某些临床情况下，局部麻醉的优点超过全身麻醉。老年患者髋关节成形术和前列腺摘除术选用椎管内神经阻滞麻醉，可降低深静脉血栓的发生率；在低位脊麻下，充血性心力衰竭的程度减轻或较少发作；从 ICU 病房对危重患者施行长时间硬膜外腔镇痛的结果看，器官功能的保留可较好，并发症发生率降低，甚至死亡率也降低。但长期以来人们都认为局部麻醉的操作耗时较长，技术不够熟练者尤其如此，且可能发生严重并发症。随着经验的积累，这些不足均可得到改善。

许多患者在术前主动提出要求让他"入睡"，如果麻醉医师理解为患者欲选用全身麻醉，而据此做出选用全身麻醉的决定，现在看来是不一定恰当的。很久以来人们认为局部麻醉仅适合于少数场合，而全身麻醉几乎适合于任何手术，这也是明确的。今知，在区域阻滞麻醉下加用某些催眠药（如咪达唑仑、丙泊酚和芬太尼等），同样可使患者在局部麻醉下处于睡眠状态。

（3）术后镇痛：在充分评估病情的基础上拟订麻醉处理方案时，应考虑加用术后切口镇痛措施。近年来术后镇痛的优越性越来越受到肯定和重视，不论在全身麻醉前先施行标准的区域阻滞麻醉，或将区域阻滞麻醉作为全身麻醉的一项组成部分，或在区域阻滞麻醉基础上术后继续给予局麻药阻滞，使患者在术后一段时间仍处于基本无痛的状态，一般可显著增加患者术后的安全性。Tverskoy 等指出，在区域阻滞麻醉下施行疝修补术，术后继续给予局麻药施行术后镇痛，其效果比术后常规肌内注射阿片类药镇痛者为好，对患者十分有益。近年来，患者自控镇痛（PCA）技术得以应用，PCA 的按压次数和药物用量可由患者自主调节。这样可以以最小的剂量达到最佳的效果，副作用更小，避免了传统方法药物浓度波动大，副作用大的缺点。

（四）技术能力和经验与麻醉选择

麻醉医师在日常工作中，原则上应首先采用安全性最大和操作比较熟悉的麻醉方法。遇危重患者，或既往无经验的大手术，最好采用最熟悉而有把握的麻醉方法，有条件时在上级医师的指导下进行。在上述考虑的前提下，尽量采纳手术医师及患者对麻醉选择的意见。

二、基础麻醉

对术前患者精神极度紧张而不能自控或小儿患者，为消除其精神创伤，麻醉前在病室内使用导致患者意识消失的药物，这种方法称为基础麻醉。基础麻醉下患者的痛觉仍存在，故需加用其他麻醉药完成手术，使麻醉效果更趋完善，麻药用量显著减少。近年来，许多能使患者意识模糊或产生遗忘作用的镇静催眠药物相继问世，其作用近似基础麻醉，故对基础麻醉的需求已日渐减少。目前，基础麻醉主要用于合作困难的小儿患者，且多选用氯胺酮行基础麻醉。

（1）硫喷妥钠直肠灌注基础麻醉：①麻醉前常规注射阿托品，禁食，无须灌肠。②用10%硫喷妥钠溶液，按45～50mg/kg计量，最大不超过1.5g，于麻醉前15～30分钟经直肠灌入，5～10分钟起效，20～30分钟后达深睡状态，但痛刺激的反应仍灵敏。③用药后需加强呼吸循环监测，剂量过大或药物吸收过快，可致麻醉过深危险。

（2）硫喷妥钠肌内注射基础麻醉：①用2.5%硫喷妥钠溶液，按15～20mg/kg计量肌肉深部注射；体弱或3～12个月婴儿，剂量宜减至10～15mg/kg，浓度也宜减至1.5%～2%溶液。一次总用量不应超过0.5g。用药后一般于5分钟左右入睡，维持深睡45～60分钟。手术时间长者，可在首次用药45分钟后补注半量。②3个月以内婴儿容易并发呼吸抑制，故不宜使用。③如果注药后1～2分钟内患儿即已深睡，或对痛刺激已无明显反应，提示用药过量，需密切注意呼吸变化，酌情处理。④少数患儿于首次用药20分钟后仍不入睡，可追注半量以加强睡眠。

（3）氯胺酮肌内注射基础麻醉。

（4）麻醉监控镇静术（MAC）：①适应证：多用于精神紧张而施行局部麻醉基础麻醉的患者，也常作为复合麻醉中重要的辅助用药及创伤或烧伤换药时的镇痛。②实施方法：目前临床上常有将氟哌利多5.0mg，芬太尼0.1mg，两者按50:1比例混合分次给患者静注，但复合麻醉中应用仍根据需要以分开静注较为合理，氟哌利多作用时间长，而芬太尼作用时间较短，使用时需防止呼吸抑制。

第五节　麻醉前用药

据调查，手术前60%的患者对手术存在疑虑；50%以上对手术非常恐惧；31%～38%担心手术有损健康或危害生命；17%对麻醉存在恐惧；12%顾虑术后疼痛、呕吐难以忍受。为减轻术前患者的精神负担，并完善麻醉效果，可于麻醉前在病房内预先给患者使用某些镇静镇痛类药物，这种方法称为麻醉前用药，也称术前药。历史上长期以来认为，术前药是一种有利于麻醉诱导的辅助措施。鉴于现代麻醉药的不良副作用已减少，对患者的精神和生理状态有了仔细的评估和准备，要求患者主动参与麻醉药的选择等情况的改变，目前对术前药的应用概念已转向新的目标。

一、麻醉前用药的应用总则

（1）目的：①抑制皮质或皮质下，或大脑边缘系统，产生意识松懈、情绪稳定和遗忘效果。由此也可显著减少麻醉药用量或提高机体对局麻药的耐受性。②提高痛阈，阻断痛刺激向中枢传导，减弱痛反应和加强镇痛，弥补某些麻醉方法本身镇痛不全的不足。③减少随意肌活动，减少氧耗量，降低基础代谢率，使麻醉药用量减少，麻醉药毒副作用减少，麻醉过程平稳。④减轻自主神经应激性，减弱副交感反射兴奋性，减少儿茶酚胺释放，拮抗组胺，削弱腺体分泌活动，保证呼吸道通畅、循环系统功能稳定。

（2）用药途径：①成人给术前药的最常用途径是肌内注射，其起效时间不一致，并有可能发生坐骨神经损伤或药物吸收不全等并发症。据调查，95%妇女和85%男子的药物被注射在脂肪组织，而不是在肌肉内。成人较通用的用药途径是经口服和静脉注射用药，对肌内注射用药法今已较少采用。小儿惧怕任何针头，也是通常不愿意住院的最常见原因。当今对小儿测试体温都采用经直肠途径，经直肠应用术前药看来是合理的，但有些小儿仍会感觉出药物对直肠的刺激干扰。②在小儿经鼻途径应用术前药已证实是有效的，不需要小儿合作。应用咪达唑仑类药滴鼻的起效时间比口服者快，如果在小儿口服用药失败时，经鼻滴给药是最好的用药途径。

（3）可能诱发的问题

呼吸循环过度抑制：下列患者比较容易发生：①年龄过小和过大（＜1岁或超过80岁）；②意识水平低下；③颅内高压；④缺氧；⑤呼吸道阻塞；⑥呼吸动力减退；⑦慢性阻塞性肺疾患；⑧心脏瓣膜病；⑨心力衰竭。

逾量：①术前药静脉注射用药，有时起效较慢，如果再继以一定剂量，就有逾量危险。②口服用药一般无药物高峰期，用于短小手术的诱导，有时可出现术后苏醒时间延长，麻醉诱导后用胃管将胃内残余药液吸出，可减轻这种现象。

拒绝麻醉问题：①如果术前不给患者使用任何麻醉前用药，患者可能在手术前最后1分钟拒绝手术。②有时在应用某些术前药特别是氟哌利多后，也可能发生患者拒绝麻醉的情况，因氟哌利多可引起严重的烦躁不安。

（4）麻醉前用药的效果评定：理想的麻醉前用药效果是：麻醉前用药发挥最高药理效应（安静、欲睡状态）的时刻，恰好是送患者进入手术室的时间。因此，要求在患者进入手术室后，对麻醉前用药的具体效果进行常规客观评定。

二、麻醉前用药的种类

（一）镇静催眠药

镇静催眠药主要有三类：

（1）乙醇或乙醛衍化物：属基础麻醉药范畴，如水合氯醛等。

（2）巴比妥类药：主要选用长效（6～9小时）的鲁米那钠。睡眠剂量成人为100～200mg；小儿为2～4mg/kg，于麻醉前2小时肌内注射。

（3）神经安定类药。

（二）麻醉性镇痛药

以往常用麻醉性镇痛药肌内注射作为麻醉前用药，今已少用。一般只对疼痛患者需要注射麻醉性镇痛药。疼痛患者（如烧伤、骨折、肠或肢体缺血性坏死等）由转运车移动至手术床之前，静脉注射小剂量芬太尼可迅速产生止痛效应。单纯以镇静为目的时，麻醉性镇痛药的地位今已完全被苯二氮䓬类药所替代。

1．吗啡

（1）吗啡具有提高痛阈、强力抑制代谢和显著改变精神状态等功效。肌内注射 15 分钟后痛阈提高 50％；30 分钟后出现情绪稳定、焦虑心理消失、嗜睡；60 分钟后基础代谢率显著降低。

（2）剂量成人 0.15～0.2mg/kg，于麻醉前 1～1.5 小时肌内注射。对于发育正常的小儿，一般 2～7 岁用 1～1.5mg；8～12 岁用 2～4mg 肌内注射。

（3）禁忌证：①对本药或其他阿片类药物过敏；②孕妇、哺乳期妇女、新生儿和婴儿；③原因不明的疼痛；④休克尚未控制；⑤中毒性腹泻；⑥炎性肠梗阻；⑦通气不足、呼吸抑制；⑧支气管哮喘；⑨慢性阻塞性肺疾病；⑩肺源性心脏病失代偿；⑪颅内高压或颅脑损伤；⑫甲状腺功能低下；⑬肾上腺皮质功能不全；⑭前列腺肥大、排尿困难；⑮严重肝功能不全。

（4）下列情况宜禁用或慎用：①老年、虚弱、危重患者，6 个月以内的婴儿，极度肥胖者；②发绀、气管分泌物多、支气管哮喘、慢性肺部疾病、肺心病继发心力衰竭、并存呼吸功能不全或呼吸道不全梗阻者；③颅脑手术、颅脑外伤、颅内压增高者；④艾迪生病、重症肌无力、肌强直病、神经肌肉系统疾病、甲状腺功能低下、肾上腺皮质功能不全、糖尿病、肝肾功能不全、急性酒精中毒；⑤孕妇和临产妇、子痫；⑥服用单胺氧化酶抑制剂；⑦需保留自主呼吸的麻醉方法；⑧短时间手术。

2．可待因

（1）镇痛、镇静和欣快作用均较吗啡弱（镇痛作用仅为吗啡的 1/12～1/7），但镇咳作用特强，呕吐、呼吸抑制副作用也较轻，最适用于术前伴干咳或胸外伤患者作为麻醉前用药。肌内注射和皮下注射镇痛起效时间为 10～30 分钟，作用持续时间：镇痛为 4 小时，镇咳为 4～6 小时。

（2）常用剂量为 15～50mg 口服。8～15mg 仅有微弱镇痛作用，但镇咳作用已很明显；剂量增至 60mg 后，镇痛效果不再增强。

（3）禁忌证：①本品可通过胎盘屏障，使用后致胎儿产生药物依赖，引起新生儿的戒断症状如过度啼哭、打喷嚏、打呵欠、腹泻、呕吐等，故妊娠期间禁用。分娩期应用本品可引起新生儿呼吸抑制；②对本品过敏者禁用；③痰多黏稠者禁用，以防因抑制咳嗽反射，使大量痰液阻塞呼吸道，继发感染而加重病情；④本品可自乳汁排出，哺乳期妇女应慎用；⑤12 岁以下儿童不宜使用；⑥老年患者慎用。

3．哌替啶

（1）镇痛强度仅为吗啡的 1/10，持续时间也较短。

（2）与吗啡的不同点有：①产生镇痛后出现醒睡；②缩瞳作用不明显；③恶心、呕吐、呼吸抑制、镇咳、欣快等副作用均比吗啡轻；④有类似阿托品样作用，使呼吸道腺体分泌减少，支气管平滑肌松弛；⑤引起血管扩张、血压轻度下降；⑥有抗组胺作用，可解除支气管痉挛。目前已基本替代吗啡作为麻醉前用药。

（3）副作用：①其代谢产物去甲哌替啶有致惊厥作用，当用药逾量或用于老人，偶尔可出现兴奋、躁动、惊厥、定向力丧失、幻觉、心动过速和呼吸抑制；②与单胺氧化酶抑制剂并用，可能诱发昏迷、惊厥、高血压、高热等副作用，偶尔出现低血压和呼吸抑制，甚至引起死亡。

（4）肌内注射剂量 1～2mg/kg 麻醉前 30～60 分钟注射，15 分钟起效，60 分钟作用达高峰，持续 1.5～2 小时逐渐减退，再 2～4 小时后作用消失。静注剂量 0.5～1mg/kg，麻醉前 10～15 分钟注射，5 分钟起效，20 分钟作用达高峰，持续 1～1.5 小时后逐渐减退，再 1～2 小时作用消失。

4. 芬太尼

（1）芬太尼主要作用于丘脑下部干扰其对痛刺激的传导，从而产生强力镇痛功效，比吗啡强 80～100 倍，较哌替啶强 350～500 倍，且起效迅速。

（2）对大脑皮质抑制较轻，用一般剂量产生镇痛的同时，意识仍正常，此与吗啡和哌替啶不同。但剂量达 0.4mg 时也引起意识丧失，但为时短暂，20 分钟。

（3）对呼吸中枢抑制显著，其程度与剂量有密切关系。静注 0.05～0.08mg 无呼吸抑制；0.1～0.2mg 可引起 30 分钟的呼吸抑制，表现为频率减慢，潮气量增大，分钟通气量仍能维持。肌内注射时较少抑制呼吸。

（4）可能出现呼吸遗忘现象，表现为患者清醒但无自主呼吸，嘱患者呼吸时可出现自主呼吸，但过后仍处于呼吸停止状态。

（5）静注过速时可出现胸腹壁肌肉紧张、僵硬，严重时影响通气量。

（6）循环影响轻微，血压稳定；兴奋迷走中枢可出现心率减慢、呕吐或出汗征象，用阿托品可防治。

（7）禁忌证与吗啡相同。

（8）最适用于伴剧痛的门诊或急症患者。也可与氟哌利多组成氟芬合剂用作住院手术患者的麻醉前用药。成人肌内注射 0.1～0.2mg，7～8 分钟起效，维持 1～1.5 小时；静注 0.05～0.1mg，1 分钟起效，3～5 分钟达高峰，维持 30～45 分钟。

（三）神经安定类镇痛药

1. 氯丙嗪

为强安定类药，主要抑制脑干网状结构系统，产生强力的镇静、催眠作用；与全麻药、催眠药及镇痛药协同增强，并延长药效；对体温、肌肉、交感神经、副交感神经、α 肾上腺素受体、血管运动中枢及利尿等都有多方面作用。适用于低温麻醉和小儿麻醉前用药。禁用于老年、虚弱、动脉硬化、肝功能严重减退、中枢神经系统明显抑制、尿毒症及重症心血管疾病患者；急性失血、脱水致低血容量患者也禁用。成人肌内注射剂量为 25～50mg，麻醉前 1 小时做肌肉深部注射，15～30 分钟起效，维持 4～6 小时，严禁皮下注射。静注剂量为 6.25～12.5mg，麻醉前 15～20 分钟经稀释后缓慢注射，5～10 分钟起效。禁忌静脉快速注射，否则易并发血压骤降，可用去甲肾上腺素或甲氧胺静脉滴注提升血压。小儿肌内注射剂量为 1～2mg/kg，静注剂量为 0.5～1mg/kg。

2. 异丙嗪

有显著的镇静、镇吐、抗痉挛、降低体温等作用，与全麻药、镇静药、催眠药及镇痛药等协同增强，但均较氯丙嗪弱。若单独用药，偶尔可出现烦躁不安的副作用，此时只需追加小剂量（25mg）哌替啶静注，即可转为安静入睡。异丙嗪与氯丙嗪合用，作用可更全面，剂量相应各减少 1/2。异丙嗪作为术前药的最大用途是其抗组胺作用显著，故可列入 H_1 抗组胺药。

3. 氟哌利多或氟哌啶醇

（1）氟哌利多或氟哌啶醇均为强安定类药，药理作用与氯丙嗪有相似处，但较弱。作用特点是产生精神运动性改变，表现为精神安定，对外界漠不关心，懒于活动，但意识仍存在，能对答问话并良好配合。对全麻药、催眠药、镇静药和镇痛药均协同增强；对心肌无抑制，引起心率稍增快，而血压稳定。用于低血容量、老年体弱或椎管内麻醉患者则仍可出现低血压、中心静脉压和心排血量短暂下降，但程度远比氯丙嗪轻，且易被升压药和加快输液所对抗，对这类病例用药量宜酌减。

（2）主要经肝脏代谢分解，但对肝功能无影响，适用于肝硬化患者，作用时间则延长，故用药量应减小。对肾功能影响轻微，用于血容量正常患者，肾血流量增加，尿量增多；对低血容量患者则尿量无明显增加。对消化道功能无明显影响，有很强的抗呕吐作用，是其特点之一。对咽喉、气管反射有很强的抑制作用，特别适用于清醒气管插管或黏膜表面麻醉下咽喉部手术的麻醉前用药。

（3）用药量过大（超过 25mg）时，中枢失平衡，表现肌痉挛、颤抖、舌僵硬震颤、上肢抽搐、头后仰或偏斜、吞咽困难及巴宾斯基征阳性，统称为锥体外系综合征。④氟哌利多的作用较氟哌啶醇强，且锥体外系兴奋副作用较少，故目前多用氟哌利多，成人剂量为 0.1mg/kg，麻醉前 1～2 小时肌内注射，1 小时后起效；静注剂量为 0.05～0.1mg/kg，5 分钟起效，持续 6～12 小时。

（四）苯二氮䓬类药

苯二氮䓬类药为抗焦虑药物，能有效解除患者的紧张恐惧和疼痛应激反应，特别对精神高度紧张的患者，抗焦虑效果显著。幼小儿使用苯二氮䓬类药，可使之容易接受麻醉面罩诱导法，在诱导前接受有创穿刺置管；对成人可防止因焦虑引起的心肌缺血。

苯二氮䓬类药的主要副作用是在较大剂量下产生暂时性精神涣散，并可能诱导幻觉；正常认知感及细微操作能力受到干扰。对住院手术患者，手术后若无须立即恢复神经系统功能，也希望对术后期有记忆缺失者，可在术前晚及手术晨用一剂劳拉西泮口服。对门诊手术患者应用咪达唑仑较为适宜，苏醒较快。

1. 地西泮（安定）

（1）地西泮为弱安定类药，作用于脑边缘系统，对情绪反应有选择性抑制，解除恐惧和焦虑心理，从而引导睡眠和遗忘，作用极为良好，同时有抗惊厥和中枢性肌松作用，可减少非去极化肌松药和琥珀酰胆碱的用药量。对呼吸和心血管系统的作用轻微，即使大剂量，呼吸抑制仍较轻，一般剂量不致延长苏醒。

（2）地西泮用作为麻醉前用药，尤其适用于一般情况差、循环功能差、心脏病、休克而精神紧张的患者，与东莨菪碱合用，催眠性更强。严重神经质患者于住院后即可开始小剂量用药，可降低其情绪反应。

（3）一般常用剂量为 0.1～0.2mg/kg，口服、肌内注射或静注。静注后 1～2 分钟进入睡眠，维持 20～50 分钟，可按需重复注射 1/2 首次量。

（4）地西泮的清除半衰期较长，为 20～100 小时，且其代谢产物去甲羟基安定和去甲西泮仍有活性作用，仅比其母体的作用稍轻，临床表现应用地西泮 6～8 小时后仍有一定的睡意加强，镇静作用延长。

2. 咪达唑仑

（1）咪达唑仑的清除半衰期较短（1～4 小时），随年龄增长，咪达唑仑的半衰期可延长为 8 小时。咪达唑仑与地西泮一样，都在肝内被微粒体氧化酶几乎完全分解，与地西泮一样其分解产物仍有活性，但相对较弱。因此，咪达唑仑较适用于门诊患者，取其残余效应可被较早解除的特点。有一份报道，对 50 例需要至少 2 次牙科修复治疗的患者，一次手术前给予咪达唑仑静脉注射，一次手术前给予地西泮静脉注射，结果咪达唑仑的苏醒显著性快于地西泮。

（2）咪达唑仑的应用早期，美国卫生部曾报道，在手术室外应用咪达唑仑的患者中有 83 例死亡，经分析其原因系用药后未注意患者的通气量所引起。进一步分析发现，38%的死亡患者系先予应用了阿片类药，而后再用咪达唑仑的患者，提示应用咪达唑仑必须加强氧合与通气的监测，尤其与阿片类药合用更需要重视。如果患者已用阿片类药，最好混合应用阿片受体拮抗药，将纳布啡 0.2mg/kg与咪达唑仑 0.09mg/kg 混合后注射，经用于口腔科小手术患者证实有效，无呼吸系统并发症。

（3）小儿应用咪达唑仑 0.5mg/kg 口服作为术前药，有许多优点：①口服 30 分钟后，小儿处于愉快合作的状态，80%小儿可任意离开父母，并同意接受监测装置和麻醉面罩，不再出现恐惧现象。由此使小儿应用麻醉面罩诱导得到革新（以往用肌内注射氯胺酮解决小儿麻醉面罩诱导的问题）。如果将咪达唑仑剂量增至 0.75mg/kg，91%小儿于麻醉诱导期不再出现哭泣或挣扎。②口服咪达唑仑的作用，从开始至消失为 1 小时，故一般不致造成苏醒延迟。若将咪达唑仑和阿托品（0.02mg/kg）混合液伴以樱桃汁或冰水口服，可显著改善小儿的适口性。③口服咪达唑仑给忧虑的父母或 5 岁以下不能离开父母的小儿带来福音；对手术前不能施行心理准备的急诊手术小儿，或没有参加术前班的小儿都十分有效。④口服咪达唑仑对先天性心脏病小儿因哭泣和激动带来的危险性有很好的防止功效，多数该类小儿的血氧饱和度得到改善。但用于发绀型心脏病患儿，17 例中有 3例发生血氧饱和度降低超过 10%，提示应用咪达唑仑需要脉搏血氧饱和度监测。⑤会厌或喉乳头状瘤患者当哭泣时可发生气道阻塞，因此，术前药应用咪达唑仑不够恰当，一旦呼吸抑制时无法施行面罩辅助呼吸。

（4）由于小儿咪达唑仑可经鼻用药，很少需要小儿允诺。经鼻滴入咪达唑仑 0.2mg/kg 的起效比口服用药快。一份报道指出，经鼻注入咪达唑仑后，只有 3%的 5 岁以下患儿在麻醉诱导期间出现哭泣或挣扎。口服咪达唑仑用药 15 分钟后，可再经鼻用药以加强效果。咪达唑仑很少引起过度兴奋反应，但仍不能完全避免，对离开父母不能合作的患儿，不宜使用咪达唑仑。

3. 劳拉西泮

（1）与地西泮的不同点是：①劳拉西泮的代谢产物无活性，且半衰期较短（15 小时），不受年龄大小的影响。地西泮的半衰期与患者的年龄有相关性，粗略计为每岁 1 小时。因此，一个 72 岁的老年人用地西泮的半衰期需 3 天。②劳拉西泮的脂溶性小于地西泮，透过血脑屏障的速度慢于地西泮，但口服地西泮或劳拉西泮的起效时间均在 3～60 分钟之间。③劳拉西泮与组织的亲和力小于地西泮，因此其作用受组织再分布的清除量影响不如地西泮迅速。④单次剂量劳拉西泮的精神运动性减退可持续 12 小时。⑤劳拉西泮经过葡糖苷酸化后经肾排出，葡糖醛酸结合排除比氧化（地西泮的排除途径）更迅速，且受年龄与肝功能状态的影响更小。

（2）劳拉西泮 2mg 口服（相当于地西泮 10mg 的效能）可产生 4～6 小时的镇静作用；剂量增加至 5mg 时可增加顺行性遗忘持续达 8 小时。由于 5mg 剂量可使 40%患者出现判断力模糊达 17 小时之久，因此多数文献建议其剂量不超过 4mg。

（3）劳拉西泮的遗忘效果优于地西泮。地西泮 10mg 口服几乎没有遗忘作用，口服 20mg 只有 30％患者产生遗忘作用，而口服劳拉西泮 4mg 可使 72％患者产生遗忘。静脉注射劳拉西泮 3mg 可显著减少记忆，而静脉注射地西泮 10mg 不会影响记忆。

（4）劳拉西泮可能不适用于门诊患者，但适用于有严密监测的住院大手术及住入 ICU 的患者。劳拉西泮用于危重患者的一大优点是，剂量虽高达 9mg，仍不会出现心肌抑制和血管平滑肌松弛。成人用于心脏患者传统的术前药为吗啡 0.1mg/kg 和东莨菪碱肌内注射，与术前 90 小时口服劳拉西泮 0.06mg/kg 相比，在抗焦虑和镇静水平方面的效能并无任何不同。

（五）抗胆碱能药

抗胆碱能药对清醒插管患者有干燥呼吸道的作用。小儿口服或静脉注射阿托品或格隆溴胺，可防止因喉刺激、喉痉挛和缺氧引起的心动过缓。婴儿口服阿托品可在氟烷诱导期间维持血流动力学。成年危重病患者例如肠坏死或主动脉破裂，不能耐受各种麻醉药时，静脉注射东莨菪碱 0.4mg 较为适宜。如果患者已处于极度交感神经兴奋和心动过速状态，一般仍能耐受东莨菪碱而不致进一步心率加快。如果在应用抗胆碱药后患者出现谵妄（阿托品和东莨菪碱两药都能透过血脑屏障，但格隆溴胺不致发生），应立即用毒扁豆碱（抗谵妄）治疗，每次剂量 0.6mg 静脉滴注。

1. 阿托品

（1）常用剂量 0.5mg，对心脏迷走神经反射的抑制作用并不明显；剂量增至 1.5～3mg 才能完全阻滞心脏迷走反射。

（2）可引起心率增快。迷走神经亢进型患者麻醉前使用足量阿托品，具有预防和治疗心动过缓和虚脱的功效。原先已心率增快的患者，如甲亢、心脏病或高热等，宜避免使用。

（3）阿托品具有直接兴奋呼吸中枢的作用，可拮抗部分吗啡所致的呼吸抑制作用。

（4）减轻因牵拉腹腔内脏、压迫颈动脉窦，或静注羟丁酸钠、芬太尼或琥珀酰胆碱等所致的心动过缓或唾液分泌增多等副作用。

（5）扩张周围血管，因面部血管扩张可出现潮红、灼热等副作用，但不影响血压。

（6）麻痹虹膜括约肌使瞳孔散大，但不致引起视力调节障碍；对正常人眼内压影响不大，但对窄角青光眼可致眼压进一步升高。

（7）促使贲门关闭，有助于防止反流。

（8）对喉部肌肉无影响，一般不能预防喉痉挛。

（9）抑制汗腺，兴奋延髓和其他高级中枢神经，引起基础代谢率增高和体温上升，故应避免用于甲亢、高热患者。

（10）可透过胎盘，促使胎儿先出现心动过缓而后心动过速，或单纯心动过缓。

阿托品的剂量范围较宽，成人皮下或肌内注射常用量为 0.8mg 后 5～20 分钟出现心率增快，45 分钟时呼吸道腺体和唾液腺分泌明显减少，持续 2～3 小时。静注剂量为皮下剂量的 1/2，1 分钟后出现作用，持续 30 分钟。小儿对阿托品的耐药性较大，一般可按 0.01mg/kg 计算，必要时可增至 0.02mg/kg，但面部潮红较明显。

2. 东莨菪碱

（1）按 1∶25 比例将东莨菪碱与吗啡并用，效果最佳。因东莨菪碱除具有阿托品样作用外，还有中枢镇静作用，可协同吗啡增强镇静的功效，不引起基础代谢、体温和心率增高，且其拮抗吗啡的呼吸抑制作用较阿托品强。

（2）对腺体分泌的抑制作用比阿托品稍弱。

（3）老年人、小儿或剧痛患者应用后，有可能出现躁动和谵妄副作用。

（4）常用剂量为0.3～0.6mg麻醉前30分钟皮下或肌内注射。也可与哌替啶并用，镇静作用增强。

3．盐酸戊乙奎醚注射液（长托宁）

系新型选择性抗胆碱药，能通过血脑屏障进入脑内。它能阻断乙酰胆碱对脑内毒蕈碱受体（M受体）和烟碱受体（N受体）的激动作用；因此，能较好地拮抗有机磷毒物（农药）中毒引起的中枢中毒症状，如惊厥、中枢呼吸循环衰竭和烦躁不安等。同时，在外周也有较强的阻断乙酰胆碱对M受体的激动作用；因而，能较好地拮抗有机磷毒物中毒引起的毒蕈碱样中毒症状，如支气管平滑肌痉挛和分泌物增多、出汗、流涎、缩瞳和胃肠道平滑肌痉挛或收缩等。它还能增加呼吸频率和呼吸流量，但由于本品对M_2受体无明显作用，故对心率无明显影响；同时对外周N受体无明显拮抗作用。因此该药适用于麻醉前给药以抑制唾液腺和气道腺体分泌。

作为麻醉前用药时，术前半小时给药，成人用量为0.5mg。青光眼患者禁用。

（六）抗组胺药

（1）组胺释放对人体有多方面危害性：①促使平滑肌痉挛，可致支气管痉挛、肠痉挛和子宫收缩；②引起小动脉和毛细血管扩张，通透性增高，可致血管神经性水肿，表现为皮肤潮红、荨麻疹和低血压，甚至喉头水肿和休克；③引起唾液、胃液、胰液和小肠液等腺体分泌增加，特别易大量分泌高酸度胃液；④引起头痛。

（2）拮抗或阻止组胺释放的药物，称抗组胺药。组胺作用于H_1和H_2两种受体。H_1受体的主要作用在平滑肌和血管，可被H_1受体阻滞剂所阻滞。H_1受体阻滞剂是当前用于麻醉前用药的主要药物。H_2受体主要作用于消化道腺体分泌，可被H_2受体阻滞剂所抑制。H_2受体阻滞剂一般不用作麻醉前用药。

（3）常用的H_1抗组胺药主要为异丙嗪和异丁嗪，其基本药理作用主要有：①消除支气管和血管平滑肌痉挛，恢复正常毛细血管通透性；②抑制中枢，产生镇静、解除焦虑、引导睡眠的作用，并降低基础代谢率；③抑制呕吐中枢，产生抗呕吐作用；④协同增强麻醉性镇痛药、巴比妥类药、安定类药和麻醉药的作用，增强三碘季铵酚的肌松作用；⑤抑制唾液腺分泌。

（4）H_1抗组胺药用作麻醉前用药，尤其适用于各种过敏病史、老年性慢性支气管炎、肺气肿或支气管痉挛等患者，具有预防作用，但无明显的治疗作用，故适宜于预防性用药。

（5）异丙嗪的成人常用剂量为25～50mg，麻醉前1～1.5小时肌内注射，或用1/2量稀释后静脉缓慢注射，忌皮下注射。小儿按0.5mg/kg计算，可制成异丙嗪糖浆，按0.5mg/kg口服，对不合作的小儿可与等量哌替啶并用。

（6）少数人单独应用异丙嗪后可能出现兴奋、烦躁等副作用，追加少量氯丙嗪和哌替啶即可有效控制。

（七）胃内容物调整药

（1）手术的生理准备包括药物性胃内容物排空和调整，由此可使胃内容物误吸导致死亡的发生率有一定的降低。动物实验指出，胃内容物的量和pH是重要的可变性指标。因此，有人建议以降低胃内容物容量至 0.3mL/kg 以下和提高胃液 pH 至 2.5 以上为调整目标。微粒性抗酸药对肺脏有害，因此推荐使用非微粒性抗酸药如枸橼酸钠。使用组胺受体阻滞药可做到胃液酸度降低而又不增加胃内容物容量。胃动力药甲氧氯普胺（胃复安）不仅可排空胃内容物，同时又可增加食管下端括约肌的张力。

（2）尽管存在误吸的"高危"人群，但许多麻醉医师注意到，真正的误吸发生率是很低的。有一份 40240 例小儿麻醉报道证实，其中只有 4 例发生误吸，2 例发生于手术中，2 例发生于手术后。Olsson 等一份有关 185358 例麻醉电脑记录回顾性分析指出，只有 83 例发生误吸，发生率为 1:2000例；进一步分析在 83 例中有 64 例术前已存在胃排空延迟情况，包括：颅内压增高 15 例、肥胖 15 例、胃炎或溃疡病 13 例、怀孕 8 例、剧烈疼痛或应激 6 例、急诊手术 5 例、择期上腹部手术 2 例；其他 19 例未查到明显危险因素。其中 10 例存在气道通畅维持困难问题；此外，手术时间是重要因素，其中晚间手术的误吸发生率比白天手术者高 6 倍。上述分析提示，应从多方面去探讨吸入性肺炎的预防。从测定许多误吸病例的胃液 pH 和容量数据指出，75% 小儿病例及 50% 成人病例的胃液容量 ≥0.4mL/kg、pH≤2.5。

（3）对下列患者需要考虑使用预防误吸的用药：估计气道异常的病例；急诊手术；外伤；药物中毒或头外伤致不同程度意识抑制者；肠梗阻；颅内压增高（水肿或占位病变）；喉反射损害（延髓麻痹、脑血管意外、多发性硬化症、肌萎缩性侧索硬化症、声带麻痹）；肥胖（或胃纤维化史）；溃疡病史、胃大部切除患者或胃迷走神经切除术患者（胃轻度麻痹）；食管裂孔疝和反流；怀孕；上腹部手术；腹腔肿瘤或腹水；其他原因导致的胃麻痹（糖尿病、肾透析）。有人建议对所有的门诊手术患者均宜给予某些药物预防。

（4）由于择期手术健康患者的误吸发生率相对很低，因此没有必要常规给予预防性用药。但对每 1 例手术患者应仔细研究其是否存在胃排空延迟的上述危险因素。

（5）预防误吸用药处方的举例：①外伤患者：枸橼酸钠 30mL（碱化潴留的胃酸）；甲氧氯普胺20mg 静脉注射（排空胃内容物）；雷尼替丁 50mg 静脉注射。②气道异常患者：雷尼替丁 150mg，手术前晚 19：00 和手术日晨 7：00 各口服一次；甲氧氯普胺 20mg，手术日晨口服；格隆溴胺 0.2mg静脉注射。

（6）甲氧氯普胺：①甲氧氯普胺对胃肠道的有利作用极为显著。在应用本药前，临床用于促进胃肠道蠕动的主要药物是拟副交感药如氯贝胆碱，主要用于胃迷走神经切除后的胃无力，其作用只是促进小肠广泛而无规律的蠕动增强，没有将胃内容物往肠道排净的功能；此外，拟副交感药增加胃液分泌，致酸度和容量都增加。因此，氯贝胆碱治疗的常见副作用是呕吐。②甲氧氯普胺是多巴胺拮抗药，其主要作用在于刺激胃肠道规律性蠕动，降低引发蠕动反射的压力阈值，松弛因胃收缩引起的幽门括约肌痉挛，增强十二指肠和空肠蠕动，不引起胃液分泌增加。由此可促进胃内容物排空，同时增强食管下端括约肌张力，减轻胃内容物反流至下咽腔的程度。这些机制都有利于降低误吸危险性。许多常用的麻醉药如氟哌利多和甲哌氯丙嗪都降低食管下端括约肌张力，因此可用甲氧氯普胺作为抗呕吐药。③口服甲氧氯普胺应提前至术前 90～120 分钟服用，剂量为 0.3mg/kg，起效时间在 20分钟以内；静脉注射用药的起效时间可缩短至 3 分钟。在紧急情况下，口服甲氧氯普胺在 15 分钟内即可出现胃内容物减少的临床效果。甲氧氯普胺对小儿的胃排空作用更为明显，因此当小儿外伤后应用甲氧氯普胺，可考虑省略等待 6 小时或 8 小时再开始麻醉的常规。④应用甲氧氯普胺后，有 1% 患者可出现锥体外系副作用，包括震颤、斜颈、角弓反张和眼球回转危象，尤其多见于小儿以及化疗患者应用较大剂量甲氧氯普胺预防呕吐的场合；应用苯海拉明可消除甲氧氯普胺的这类副作用。⑤禁忌证：正在接受其他多巴胺拮抗药、单胺氧化酶抑制药、三环类抗抑郁药或拟交感药治疗的患者禁用甲氧氯普胺。未能诊断出的嗜铬细胞瘤患者，误用甲氧氯普胺可引起高血压危象。

（八）其他药物

1. 可乐定

为中枢性 α 受体激动药，可有效降低交感神经活性，被推荐用于高血压患者的术前药；也可消除气管插管诱发的心血管不良应激反应；对并发高血压未能控制的急诊手术患者也适用，但由于其存在不可逆性交感反应减退，由此可干扰对潜在血容量丢失及其代偿情况的正确判断。

2. 右美托咪定

一种新型的 α_2 肾上腺素受体激动剂，可以产生剂量依赖性的镇静、镇痛、抗焦虑作用，清除半衰期为 2 小时；对受体有高选择性，对 α_2 受体和 α_1 受体的亲和力之比为 1300:1～1620:1（可乐定为 39:1～200:1），因此可以避免某些与 α_1 受体激动相关的副作用。与苯二氮䓬类的传统镇静药不同，其产生镇静的主要部位不在脑皮质；通过减少中枢交感传出，起到镇静、抗焦虑和血流动力学稳定的作用。24 小时 ICU 镇静镇痛的使用方法：负荷量 1μg/kg，输注时间 10～15 分钟，维持量 0.2～0.7μg/（kg·h）。

3. β 受体阻滞药

是防止心肌缺血的有效药物。10 年前对围手术期持续应用 β-阻断药的重要性已有认识，最近有人介绍对高血压患者的术前药中加用单次剂量 β 阻断药，可降低术中心肌缺血的发生率。美国心脏病学会对非心脏手术围手术期心血管评估及护理指南推荐 β 受体阻滞药在下列人群中使用是合理的：①有心血管意外风险或运动试验检查结果异常的心脏并发症高危患者；②有冠状动脉疾病史且行血管手术的患者；③接受中等风险手术或接受血管手术且合并多种危险因素（如糖尿病、心力衰竭、肾病）的高危患者。并且推荐已经服用 β 受体阻滞药的患者在围手术期不间断用药，但不推荐 β 受体阻滞药作为常规用药，特别是对那些用量较大以及手术当天才开始用药的患者。

三、麻醉前用药的选择考虑

（1）呼吸系统疾病：①呼吸功能不全、肺活量显著降低、呼吸抑制或呼吸道部分梗阻（如颈部肿瘤压迫气管、支气管哮喘）等病例，应禁用镇静催眠药和麻醉性镇痛药。对呼吸道受压而已出现强迫性体位或"憋醒"史患者，应绝对禁用中枢抑制性药物，因极易导致窒息意外。②呼吸道炎症、痰量多、大量咯血患者，在炎症尚未有效控制、痰血未彻底排出的情况下，慎重使用抗胆碱药，否则易致痰液黏稠、不易排出，甚至下呼吸道阻塞。

（2）循环系统疾病：①各型休克和低血容量患者不能耐受吗啡类呼吸抑制和体位性低血压等副作用，可能加重休克程度，故宜减量或不用。②血容量尚欠缺的患者绝对禁用吩噻嗪类药，因其可致血压进一步下降，甚至猝死。③休克常并存周围循环衰竭，若经皮下或肌内注射用药时药物吸收缓慢，药效不易如期显示，应取其小剂量改经静脉注射用药。④高血压或冠心病患者，为避免加重心肌缺血和心脏做功，麻醉前用药必须防止心率和血压进一步升高，因此，应慎用阿托品，改用东莨菪碱或长托宁，并加用镇静药，对伴焦虑、恐惧而不能自控的病例尤其需要，但应防止呼吸循环过度抑制。β受体阻滞剂可降低围手术期心肌缺血和心肌梗死的风险，如术前已接受该类药物治疗者，应持续应用，但需适当调整剂量。⑤非病态窦房结综合症患者出现心动过缓（每分钟 50 次以下）者，多见于黄疸患者，系迷走张力亢进所致，需常规使用阿托品，剂量可增大至 0.8～1.0mg。⑥先天性发绀型心脏患者宜用适量吗啡，可使右至左分流减轻，缺氧得到一定改善。⑦对复杂心内手术后预计需保留气管内插管继续施行机械通气治疗的患者，术前宜用吗啡类药。

（3）中枢神经系统疾病：①颅内压增高、颅脑外伤或颅后窝手术病例，若有轻微呼吸抑制和 $PaCO_2$ 升高，即足以进一步扩张脑血管、增加脑血流量和增高颅内压，甚至诱发脑疝而猝死，因此，麻醉前应禁用阿片类药。②颅内压增高患者对镇静药的耐受性极小，常规用药常致术后苏醒延迟，给处理造成困难。一般讲，除术前伴躁动、谵妄、精神兴奋或癫痫等病情外，应避用中枢抑制药物。

（4）内分泌系统疾病：①甲亢患者术前若未能有效控制基础代谢率和心率增快，需使用较大量镇静药，但需避用阿托品，改用东莨菪碱或长托宁。②对甲状腺功能低下、黏液水肿和基础代谢率降低的患者，有时小剂量镇静药或镇痛药即可引起显著的呼吸循环抑制，故应减量或避用。③某些内分泌疾病常伴病态肥胖，后者易导致肺通气功能低下和舌后坠，因此，应慎用对呼吸有抑制作用的阿片类药，以及容易导致术后苏醒期延长的巴比妥类药和吩噻嗪类药。

（5）饱胃：术前未经严格禁食准备的患者，或临产妇、贲门失弛缓症患者，容易发生呕吐、反流、误吸。最新研究表明，可促进胃排空及增加胃内容物 pH 值的术前用药未显示可影响误吸的发生率和预后，但仍常规用于有误吸风险的患者。对这类患者的麻醉前用药需个别考虑：①宜常规加用抗酸药，如三硅酸镁 0.3g～0.9g 口服，或甲氰咪胍 100mg 口服。②可给灭吐灵 20～40mg 肌内注射，促进胃蠕动，加速胃内容物排空。③地西泮有降低胃液酸度的作用，可选用。

（6）眼部疾病：①眼斜视纠正术中可能出现反射性心动过缓，甚至心搏骤停（眼心反射），故术前需常规使用阿托品，可增至 1.5～3mg。②窄角性青光眼在未用缩瞳药滴眼之前，绝对禁用阿托品，因后者有收缩睫状肌作用，可致眼内压进一步升高。

（7）临产妇：原则上应避用镇静催眠药和麻醉性镇痛药，因可能引起新生儿呼吸抑制和活力降低。

（8）门诊手术：患者同样存在恐惧、焦虑心理，但一般以安慰解释工作为主，不宜用麻醉前用药。遇创伤剧痛患者，可用小剂量芬太尼止痛。

（9）麻醉药的强度：①弱效麻醉药宜配用较强作用麻醉前用药，以求协同增强，如局麻行较大手术前，宜选用麻醉性镇痛药；N_2O 或普鲁卡因静脉复合麻醉前，选用神经安定类药和麻醉性镇痛药。②局麻用于时间冗长的手术时，宜选用氟哌利多、芬太尼合剂作辅助。

（10）麻醉药的不良副作用：①乙醚、氯胺酮、羟丁酸钠易致呼吸道腺体分泌剧增，应常规用抗胆碱能药拮抗。②局部浸润麻醉拟使用较大量局麻药前，宜常规选用巴比妥类或苯二氮䓬类药预防局麻药中毒反应。③肌松药泮库溴铵易引起心动过速，宜选用东莨菪碱；琥珀酰胆碱易引起心动过缓，宜选用阿托品。

（11）麻醉药与术前药的相互作用：麻醉药与术前药之间可能相互协同增强，使麻醉药用量显著减少，但也可能存在不良副作用加重，故应慎重考虑，避免复合使用。例如：①吗啡或地西泮可致氟烷、恩氟烷、异氟烷和 N_2O 的 MAC 降低。②吗啡的呼吸抑制可致乙醚诱导期显著延长。③阿片类药促使某些静脉诱导药（如依托咪酯等）出现锥体外系兴奋征象。④麻醉性镇痛药易促使小剂量硫喷妥钠、地西泮、氯胺酮或羟丁酸钠等出现呼吸抑制。

（12）麻醉药的作用时效：镇痛时效短的麻醉药（如静脉普鲁卡因、N_2O）不宜选用睡眠时效长的巴比妥类药。否则不仅苏醒期延长，更因切口疼痛的刺激而诱发患者躁动。

（13）自主神经系统活动：某些麻醉方法的操作刺激可诱发自主神经系统异常活动，宜选用相应的术前药作保护。①喉镜、气管插管或气管内吸引可引起心脏迷走反射活跃，宜选用足量抗胆碱能药作预防。②椎管内麻醉抑制交感神经，迷走神经呈相对亢进，宜常规选用足量抗胆碱药以求平衡。

第三章 心血管手术麻醉

第一节 缩窄性心包炎手术的麻醉

当心包发生急性炎症后未能及时控制而迁延成慢性，逐渐使脏层与壁层心包严重粘连机化纤维化，甚至钙化，形成一个包裹心脏的硬壳，严重地压迫心脏并妨碍心脏正常的收缩与舒张，结果引起一系列的症状和体征。

一、病因

（1）结核是该病最常见的病因，据20世纪70年代有学者统计为40％以上。

（2）化脓性心包炎，常由邻近脏器的化脓性感染（如肺炎、脓胸或纵隔感染）直接蔓延所致。也有因其他部位软组织感染引起败血症而引起的心包感染。

（3）病毒性心包炎。

（4）结缔组织疾病（如类风湿关节炎）所致的心包炎。

（5）外伤或手术后所致的心包积血未及时清除而机化后形成的缩窄。

（6）纵隔放射治疗所引起的心包缩窄等。

二、病理生理改变

主要的病理生理改变是心脏不能满意地被充盈。由于整个心脏几乎被纤维钙化的硬壳所包裹，所以左、右心功能所受的限制几乎是相同的。4个心腔的舒张压均升高，无论是静息时或活动时，相互间上下不超过0.667kPa（5mmHg）。右房平均压大多在3.33kPa（25mmHg）以下，右室平均压在4～10.7kPa（30～80mmHg），肺动脉平均压在1.6～6.67kPa（12～50mmHg）。心房的压力曲线并不像正常人那样随呼吸而变动。

由于以上病理改变，大多数病人的心指数与心搏指数均明显降低，由于每搏量的受限，并且是固定不变的，因此，为了维持心排血量主要依靠增加心率。这类病人射血分数可以是正常的，但严重者可以明显降低。左室舒张末压明显增高，但其舒张末容量是下降的。如无纤维组织侵入心肌，心肌收缩力的等容期及射血期是正常的，否则心肌收缩指数常常很低。

这类病人循环时间普遍延长，为了代偿循环功能的障碍，血浆容量、血细胞比容及总循环血容量均有所增加。与此同时还会产生大量的胸腔积液和腹水，结果使肺活量降低，加之心内压上升，肺淤血，而使肺通气与换气功能明显受到影响。为了代偿，通气量往往是上升的，所以肺泡及呼出气 CO_2 是下降的。此外，由于静脉压高导致肝脏阻塞性充血，长时期肝脏慢性充血可导致肝细胞缺氧、萎缩，甚至发生局限性出血和坏死，使肝功能受损，而不能使胆红质原完全转化成游离的胆红素，故病人常出现黄疸。

三、症状和体征

由于上述的病理生理改变，病人可出现程度不同的疲乏、呼吸困难、末梢水肿、胸腔积液、腹水、颈静脉怒张及肝大。虽然有半数病人有端坐呼吸，但很少发生阵发性夜间呼吸窘迫或肺水肿，这与左心衰有所不同。病人脉搏纤细，脉压变小，并常有奇脉（吸气时脉搏弱甚至消失）。由于产生大量的胸液和腹水，血浆蛋白尤其是白蛋白明显下降。又由于术前采用低盐饮食和利尿治疗，而引起电解质紊乱如 K^+、Na^+、Cl^- 均可能偏低。

四、术前准备

这类病人术前准备十分重要，应着重以下几个方面：

（1）查明病原，针对病因进行内科治疗，待炎症完全控制，病情基本平稳，需 1～3 个月。

（2）支持疗法，由于这类病人病史长，消耗严重，体质很弱，尤其对有大量胸腔积液及腹水病人，血浆蛋白很低，所以必须加强营养，设法改善消化系统功能，多吃高蛋白及富含多种维生素的食物，必要时可静脉输注水解蛋白或少量多次输血，也可给予适量的白蛋白以提高血浆的渗透压，减轻水肿和胸、腹水。

（3）加强利尿，为了减轻组织水肿及胸、腹水，但必须注意电解质平衡，并准确记录出入量。

（4）排放胸腔积液、腹水，经上述各项准备，多数病人胸腔积液、腹水及组织水肿均有所改善，但少数病例仍不能控制胸腔积液及腹水的生长，故在术前 1～2 天可进行多次胸、腹腔穿刺，尽量放出胸腔积液和适量的腹水，以减轻对呼吸的影响。更重要的是术后心脏被解放之后，循环改善了，大量液体进入血液循环而引起急性心力衰竭，应注意预防。

五、麻醉处理

缩窄性心包炎病人的心、肺及其他重要脏器的功能均受到程度不同的损害，因此麻醉的实施十分困难。

（1）术前询访：术前一天应详阅病历，并仔细询问病人当前的心、肺功能状况。向病人说明手术的必要性，以及术前、术后应注意的事项，解除病人的恐惧和顾虑。

（2）正确判断病情：一般来说，病情与以下情况呈正相关：水肿和胸、腹水的程度；病史的长短。而与下列情况呈负相关：脉压的宽窄；血红蛋白的高低及血浆蛋白的含量。

（3）术前用药：这类病人术前用药量宜偏小，不应像常人那样按千克体重计算给药，因这类病人水分较多，故实际体重远较所测的体重轻，以免发生呼吸、循环的抑制。

（4）麻醉选择：这类病人心脏功能严重受到影响，由于以上的病理改变使心脏的收缩及舒张功能严重受损，心肌萎缩变薄，收缩力严重下降，对麻醉药的耐受力很差，因此对麻醉方法选择尤为重要。早期由于麻醉药的种类缺乏，所有常用的麻醉药对心肌均有较强的抑制作用。为了减轻麻醉药对心脏的抑制，曾试用过局麻和针麻。由于镇痛不全，术中病人躁动，严重影响手术的进行，更重要的是病人通气没有保障，经常发生缺氧和 CO_2 蓄积，严重危害病人的生命安全。为了确保充分的供氧及气体交换，曾采用过气管内插管，行气管内吸入全麻。但是，所有的吸入麻醉药均有较强的心肌抑制作用，麻醉不易加深，对强烈的手术刺激，应激反应仍十分明显。

近年来，随着科学技术的发展，新的麻醉药不断出现，如与硫喷妥钠比较对心肌抑制较轻的地西泮、依托咪酯、丙泊酚等，另外还有具兴奋心血管系统（交感神经兴奋作用）的氯胺酮和对心脏几乎没有明显抑制作用的麻醉镇痛药，如吗啡、芬太尼等，这样就扩大了缩窄性心包炎麻醉的选择范围。近年来常选用静脉复合麻醉较为理想。

（5）麻醉诱导与维持：缩窄性心包炎由于心脏功能严重受损，对麻醉的耐受力极差，因此无论是诱导或麻醉维持均应将对心脏的抑制降至最低限度，又要达到理想的麻醉深度。由于这类病人循环时间普遍延长，所以给药时麻醉征象出现较晚，忽略时常易过量，而导致血压下降。①诱导：诱导前首先开放一外周静脉，同时行左侧桡动脉穿刺。在监测动脉压的情况下进行麻醉诱导。硫喷妥钠现已少用，常用地西泮或依托咪酯0.1～0.2mg/kg，注药的同时密切注意动脉压和病人的意识变化，待意识消失后停止给药，同时面罩加压给氧，而后给芬太尼5～10μg/kg＋氯胺酮0.5～1.0mg/kg＋潘库溴铵 0.1～0.2mg/kg 的混合液静脉推注，同时并应注意观察血压变化。给药后 5 分钟待肌肉完全松弛后行快速气管内插管。②麻醉维持：维持药可用芬太尼 30～50μg＋氯胺酮 3～5mg/kg 加入 5％葡萄糖溶液 100mL 内持续静脉滴注。由于氯胺酮有交感神经兴奋作用而使心率增快，血压升高，虽然能使心肌氧耗增加，但它可增加心排血量，这对缩窄性心包炎病人是有利的。③中心静脉穿刺：在麻醉诱导后即行中心静脉穿刺，放置双腔导管，以便术中给药和监测中心静脉压的变化。

（6）术中管理：手术开始后应密切监测血流动力学的变化，尤其是劈开胸骨后，当发现动脉压急剧或持续下降时，可能是由于胸骨牵开过度使心包过度绷紧而影响心室的充盈引起血压下降。应及时与术者联系，让其适度撑开胸骨，先小部分显露心包进行剥离切除，而后逐步扩大，最终达到满意为止。随着心脏的包裹逐渐解除，脉压就逐渐增宽，静脉压亦有所下降。一般这类手术出血不多，可以不输血，而且还应严格控制液体入量。如果损伤心脏发生大出血，应适量补充血液，以维持满意的动脉压。术中完全机械控制呼吸，维持血气在正常范围。

（7）术后处理：缩窄性心包炎，当心脏解放之后可用适量的洋地黄（术中可给适量的毛花苷C）以增强心肌收缩力，改善循环功能。由于这类病人体内液体量较多（胸腔积液、腹水及外周水肿），当循环改善之后会有大量液体进入血液循环，所以术后仍需严格控制液体入量，以免过度增加心脏负担，引起急性心衰甚至死亡。由于长期的肺内血液淤滞及大量腹水和胸腔积液影响肺的顺应性和通气、换气功能，故术后仍需用呼吸机实行控制呼吸，并间断进行血气分析，确保达到正常指标。当病人完全清醒，循环情况完全稳定，呼吸功能亦已恢复，可试停呼吸机，待 30～60 分钟后血气仍保持正常，方可充分吸痰之后拔除气管插管。

第二节　心脏瓣膜置换术的麻醉

在我国，心脏瓣膜病主要由风湿性心脏病引起。风湿性心脏瓣膜病多累及高压系统的左侧心脏瓣膜，如二尖瓣受累率为 95％～98％，主动脉瓣为 20％～35％，而三尖瓣为 5％，肺动脉瓣仅1％。我国现在施行的心血管手术中，瓣膜置换术占 40％。可见熟练掌握左侧心脏瓣膜病变的特点是心血管麻醉医师的基本功。

心脏瓣膜病变的共同起始点都是通过瓣膜的血流发生异常引起心腔的（容量和压力）负荷异常，进一步发展而导致心排血量下降，而机体则通过各种代偿机制尽量维持有效的心排血量。

要做好心脏瓣膜置换术的麻醉管理工作，麻醉医师必须充分了解：①受损瓣膜引起的心腔容量和压力负荷异常；②为维持有效的前向心排血量，心脏在结构上和功能上的代偿机制；③提示心脏代偿受限的表现，如心律失常、缺血和心力衰竭；④继之而来的并发症，如心内膜炎和栓塞等。

心脏瓣膜置换术麻醉管理的原则就是要在围手术期避免加重已经异常的容量或压力负荷，利用和保护机体的各种代偿机制，尽量维持有效的前向心排血量，并注意尽可能减少并发症的发生。

一、二尖瓣狭窄（MS）

（一）病理生理学改变

正常成人的二尖瓣口面积为 $4\sim6cm^2$（二尖瓣指数 $4.0\sim4.5cm^2/m^2$），休息时每分钟有 5L 血流通过瓣口。风湿性炎症可引起二尖瓣瓣叶游离缘的瘢痕形成和纤维化；瓣膜联合部的融合、进行性的瓣叶瘢痕形成和腱索挛缩形成漏斗形的二尖瓣；并导致继发性的钙化，这些病变造成二尖瓣狭窄逐渐加重。风湿性炎症和左房的压力负荷增加使左房扩大，左房壁心肌纤维化及肌束排列紊乱，引起心电传导异常而致房颤。左房扩大和血流减慢易致血栓形成。

二尖瓣狭窄引起左房压力和容量负荷增加，肺循环回流受阻。一般而言，左房压升高至 2.4kPa（18mmHg）可出现肺淤血，$3.33\sim4.0kPa$（$25\sim30mmHg$）时可发生肺水肿。肺静脉高压引起被动性肺动脉压升高、肺小动脉痉挛、内膜增生和肌层肥厚，造成慢性肺动脉高压，继而导致右室肥厚扩大。扩大的右室可使室间隔左突，限制已经减小的左室大小，而进一步减少左室射血。随着右室进一步扩大，出现三尖瓣反流，右房扩大，右房压升高，出现右心功能不全，致体循环淤血。

由于从左房到左室的血流受限，二尖瓣狭窄的病人左室舒张末容量和压力降低，左室收缩末容量也减少，实际每搏量下降，这完全是因为左室充盈不足造成的。在二尖瓣狭窄时左房收缩占左室充盈的30%，所以房颤的出现可引起心排血量明显下降。慢性的充盈不足可引起心室收缩力降低，甚至舒张顺应性也下降。在二尖瓣狭窄的晚期，左室收缩力降低可导致严重的充血性心力衰竭。右室收缩力降低限制了左房充盈，最终也影响到心排血量。

（二）术前探视

麻醉医师应重点了解以下病情：①二尖瓣口面积：应用超声心动图可测得。二尖瓣口面积 $1.5\sim2.0cm^2$ 为轻度狭窄，$1.0\sim1.5cm^2$ 为中度狭窄，$<1.0cm^2$ 为重度狭窄。②肺动脉高压：可通过听诊、X 线平片、超声心动图、呼吸功能测定和临床表现来了解。③房颤与左房血栓：房颤病人易形成左房血栓，并有继发脑和全身栓塞的危险。麻醉医师应警惕有左房血栓的病人对肝素的耐药倾向。④心功能：反复发作的肺水肿、呼吸困难、夜间阵发性呼吸困难、疲劳、胸痛、心悸、咯血以及因扩大的左房和增粗的肺动脉压迫喉返神经而引起的声嘶等症状都有助于了解病人心功能的状态。⑤凝血功能：有左房血栓的病人易出现凝血功能的异常。另外，右心衰竭引起的肝淤血可使凝血功能下降。⑥高心排血量状态：应注意有无甲状腺毒症、妊娠、贫血或发热等可引发高心排血量状态的情况。此时，氧需增加可引起左房和肺动脉压力的突然增高，从而导致严重的充血性心力衰竭。

（三）围手术期血流动力学管理

（1）左室前负荷：前向血流通过狭窄的二尖瓣口有赖于足够的前负荷。另一方面，二尖瓣狭窄病人已有左房压升高，输液过多很容易使已处于充血性心力衰竭边缘的病人发生急性肺水肿，故应在有肺动脉压和肺毛细血管楔嵌压监测的情况下补充足够的液体。

（2）心率：血流在心室舒张期通过二尖瓣。为使血流在心房收缩期间有足够的时间通过狭窄的二尖瓣，0.15～0.20ms 的 PR 间期是最为合适的。心动过速可缩短舒张期，PR 间期缩短将减少舒张期血流而引起心排血量下降。所以在心率增快时，必须增加通过二尖瓣口的流速以维持相同的心排血量水平。根据普瓦泽伊定律，房室压差与通过二尖瓣口的瞬时血流的四次幂成正比，所以，任何瞬时血流的增多，都需要左房压大大增加。另外，房颤病人丧失了心房收缩的作用。因此，应尽量维持窦性心律，房颤时注意控制心室率，以保证左室有足够的充盈时间。

（3）心肌收缩力：足够的前向血流有赖于足够的心肌收缩力。然而，慢性的充盈不足可引起心室收缩力降低，在二尖瓣狭窄的晚期，右室收缩力也降低。所以，许多病人在体外循环前特别是体外循环后需要正性肌力药物的支持。

（4）体循环阻力：为了在心排血量受限的情况下维持血压，二尖瓣狭窄病人通常有体循环阻力增高。由于限制心排血量的因素是二尖瓣狭窄，所以降低后负荷对改善前向血流是没有帮助的。对于这种病人，建议维持后负荷在正常水平。

（5）肺循环阻力：这种病人通常有肺血管阻力增高，在缺氧时易发生严重的肺血管收缩。特别应注意的是要避免任何原因引起的肺动脉压升高，特别是氧化亚氮、酸中毒、高碳酸血症或低氧血症。

（四）麻醉技术

（1）术前用药：原则是在不影响病人呼吸循环功能的前提下，给病人以充分的镇静。过分镇静可引起急性的前负荷降低或低氧血症和高碳酸血症；用量不足，病人（特别是有房颤者）易发生心动过速而致肺水肿。应考虑使用东莨菪碱而不是阿托品以避免心动过速。

（2）术前控制心率：继续使用洋地黄控制心率直至术晨。

（3）稳定血流动力学：避免使用可以引起心动过速、增加肺血管阻力、降低前负荷或抑制心肌收缩力的药物。特别是心动过速，无论是窦性的还是房颤引起的，必须积极治疗。任何时候都应尽量维持窦性心律。对于这种病人通常应选用麻醉性镇痛药麻醉并吸入高浓度氧。

（4）肺动脉导管：在围手术期的管理中应常规使用。因为肺动脉扩张，导管置入通常较正常为深，且置入导管时应特别小心肺动脉破裂的危险。从导管获得的压力数据必须仔细分析，由于显著的肺动脉高压，肺动脉舒张压常常不能准确反映左房压。即使肺毛细血管楔嵌压能反映左房压，但由于狭窄的二尖瓣，可使左室充盈压估计过高。

（5）术中处理：体外循环后应采取增加前负荷降低后负荷的措施以改善前向血流。以前有慢性房颤的病人可在体外循环后转复为窦性心律，应尽可能长地使用心房起搏以维持窦性机制。

（6）术后治疗：在术后第 1 天，成功的手术使肺血管阻力、肺动脉压和左房压下降，而心排血量增加。但是，即使是在术前左室功能看似正常的病人，由于他们经历了缺血造成的心肌损伤，体外循环后可出现一种严重的心肌收缩力抑制。这些病人通常需要正性肌力药物的支持。

术后随着时间的推移，在大多数病人肺血管阻力将持续下降。肺动脉压下降通常表明有不可逆的肺高压和可能有不可逆的左室功能不全，这提示病人预后不良。

在瓣膜置换术后最初几天可能发生的一个灾难性的并发症就是房室破裂。可帮助避免这一并发症的方法是在维持足够心排血量的前提下尽量降低左室舒张末压。对于左室顺应性相对很差的老年病人，在术后，由于舒张期左室壁的张力增加，更有房室破裂的危险。因此，在体外循环后正性肌力药物有两个方面的作用：①增加心肌收缩力；②减小左室大小和室壁张力。

二、二尖瓣关闭不全（MI）

（一）病理生理学改变

在发生二尖瓣关闭不全的初期，左室逐渐发生偏心性肥厚（扩大和肥厚）而突入左胸腔。尽管左室舒张末容量显著增加，但由于左室扩大而使左室舒张末压力维持在相对正常的水平。前向心排血量由于总的左室每搏量（前向每搏量和反流每搏量的总和）整体增加而得以维持。左房也增大膨胀，这可使左房压在有大量反流的情况下维持基本正常，有助于保护肺血管床。75%的病例最终会出现房颤。

随着左室为代偿反流量的增多而继续扩大和肥厚，最终可影响到前向每搏量。持续的左房扩大可引起二尖瓣环扩张而进一步增大反流量。此时可出现前向心力衰竭的症状，包括明显的易疲劳和全身虚弱。一旦反流分数超过60%，将发生充血性心力衰竭。由于可以较容易地将血液反向射入压力较低的肺循环，二尖瓣关闭不全病人的左室射血分数通常增高。在这种病人，射血分数低于50%表明有明显的左室功能不全存在。

左室功能不全可致前向心排血量持续严重的下降，并引起左房压的进一步增高，肺动脉压升高，最终导致右室衰竭。另外，左室功能持续恶化，严重者甚至在瓣膜置换术后亦难以恢复。

有些病人可发生突然的二尖瓣关闭不全，引起明显的左房容量超负荷。这多因心肌缺血导致乳头肌功能不全所致。乳头肌功能不全的发生率在有间隔后部心肌梗死的病人为40%，而在有间隔前部心肌梗死的病人为20%。由于左房顺应性正常，突然的左房容量超负荷导致显著的左房压升高，并累及肺循环。由于对心排血量降低迅速的代偿作用，交感刺激使心肌收缩力增加并引起心动过速。另外，由于左室容量增加，左室功能处在弗兰克-斯塔林曲线的一个较高部分，左房压和肺动脉压的急剧升高可导致肺淤血和水肿。应当注意，代偿性的交感刺激可使已经因左室舒张末压增高和心内膜下血流减少而缺血的心肌的氧耗增加，并可使外周血管收缩而进一步减少体循环血流。

细菌性心内膜炎亦可引起二尖瓣关闭不全。

（二）术前探视

麻醉医师应重点了解以下病情：①并发疾病：单纯风湿性二尖瓣关闭不全很少见，它通常与二尖瓣狭窄并发，有时尚有主动脉瓣关闭不全和狭窄并存。②左房扩大与房颤：X线平片可发现中重度的左房增大。有房颤的患者需警惕左房血栓形成及体循环栓塞的危险。③肺动脉高压：病人出现明显的肺动脉高压表明有左心功能不全存在，并应注意病人是否有右心功能不全的表现。④心功能：疲劳、呼吸困难、端坐呼吸以及肺动脉高压均提示有心功能不全。这些症状的出现预示病变处在逐渐恶化的过程中，应尽早手术。⑤后发疾病：细菌性心内膜炎和体循环栓塞等可导致临床症状的急剧恶化，需特别注意。

（三）围手术期血流动力学管理

（1）左室前负荷：增加和维持前负荷对确保足够的前向心排血量常常是有帮助的，但由于在一些病人左房和左室腔的扩大增大了二尖瓣环和反流分数，所以增加前负荷不能普遍适用。对个别病人前负荷增加到最佳程度的估计应以病人对液体负荷的临床反应为基础。

（2）心率：心动过缓对于二尖瓣关闭不全的病人是有害的，因其可引起左室容量增加、前向心排血量减少和反流分数增加。在这些病人，心率应维持在正常或较高的水平。在二尖瓣关闭不全的病人，心房对前负荷的作用不如其在二尖瓣狭窄的病人那么重要。许多病人，特别是那些慢性二尖瓣关闭不全的病人，手术时都有房颤存在。

（3）心肌收缩力：前向每搏量的维持取决于肥厚左室的功能。心肌收缩力的抑制可导致严重的左室功能不全和临床症状恶化。能够增加心肌收缩力的正性肌力药物可增加前向血流并因其能缩小二尖瓣环而减少反流。

（4）体循环阻力：后负荷增加引起反流分数增加和前向心排血量减少。因此，需要降低后负荷，并应避免使用 α 肾上腺素受体兴奋药。硝普钠可降低左室充盈压并引起明显的前向心排血量增加。但对于缺血性乳头肌功能不全引起的急性二尖瓣关闭不全的病人，可选用硝酸甘油。

（5）肺循环阻力：大部分大量二尖瓣反流的病人会有肺循环压力升高，甚至出现右心衰竭。一定要注意避免高碳酸血症、低氧血症、氧化亚氮和任何可以引起肺血管收缩反应的药物或其他治疗。

（四）麻醉技术

（1）术前用药：应谨慎给予，因为过分镇静可导致高碳酸血症和显著的肺血管阻力增加，且引发心动过缓可造成左室容量增加、前向心排血量减少和反流分数增加。

（2）维持心肌收缩力：应避免使用可抑制心肌收缩力的药物。通常多选用大剂量有血管舒张作用的麻醉性镇痛药。

（3）肺动脉压和肺毛细血管楔嵌压：肺动脉导管对指导围手术期液体管理是非常有帮助的，它可用于评价病人临床状态的变化和反流的意义。反流波形的大小或"巨大室波"取决于左房顺应性、肺血管床顺应性、肺静脉回流量和反流量，而不是简单地与二尖瓣反流的严重程度成正比。在突发二尖瓣关闭不全的患者，因左房相对无顺应性而可有大的室波。而在慢性二尖瓣关闭不全的患者，左房顺应性较大，可接受反流血液而没有压力波传向肺循环。

在有巨大室波或反流波的病人，区分肺动脉压波形与肺毛细血管楔嵌压波形是很困难的。但一个容易的区分办法是将肺动脉波形与动脉波形重叠在一起。通常，肺动脉波形的上升支发生在体循环动脉波形的上升支稍前，但当导管到达嵌顿位置时，立刻可以观察到其上升支和波峰右移到巨大室波的位置，晚于动脉压波形的上升支。因此，当在二尖瓣关闭不全或有巨大室波的病人放置肺动脉导管时，进行同步的肺动脉和体循环动脉波形的观察是绝对必要的。

（4）气囊反搏：术前置入主动脉内气囊反搏对继发于缺血性乳头肌功能不全的二尖瓣关闭不全病人常常是有帮助的。

（5）术中处理和术后治疗：瓣膜置换术后，左房压和肺动脉压降低。长期二尖瓣反流的病人将继续需要一个较大的左房压以维持足够的前向血流，关键问题是瓣膜置换后需维持左室做功。一旦瓣膜置换后，左室将不得不把整个每搏量泵入主动脉，而没有低压的左房保护。其结果是左室壁张力增加而使射血分数降低。所以，在体外循环后，必须经常使用正性肌力药物或主动脉内气囊反搏的支持以增强左室做功，直到左室能够适应新的血流动力学状态。慢性房颤的病人在刚停体外循环后，偶尔会短时间地回复到窦性心律，应使用超律心房起搏和普鲁卡因胺治疗以尽量维持病人的窦性心律。

三、主动脉瓣狭窄（AS）

（一）病理生理学改变

正常成人主动脉瓣口面积为 2.6～3.5cm^2（主动脉瓣指数为 2cm^2/m^2）。当出现主动脉瓣狭窄时，左室收缩末压增高，跨主动脉瓣压差增大保障了正常的每搏量。左室收缩压可高达 40kPa（300mmHg）而主动脉收缩压和每搏量保持相对正常。这种较高的压差导致心肌压力做功增加及代偿性向心性左室肥厚。在左室代偿的早期，左室舒张末压力和容积增高，而左室收缩末容积保持相对正常。左室舒张末压增高不是左室收缩功能不全或衰竭的表现，而是左室舒张功能下降或顺应性降低的表现。

主动脉瓣口面积与跨瓣血流量成正比。在瓣口面积不变的情况下，较小的心排血量变化可对跨瓣压差产生明显的作用。当瓣口面积减小时，流经主动脉瓣口的血流也相应减少，但一般流经主动脉瓣口的血流不会受到明显的影响。当狭窄严重到瓣口面积为 0.7～0.9cm^2（主动脉瓣指数 0.5cm^2/m^2）时，可出现心脏扩大和心室肥厚，导致左室舒张末容积和压力升高，最终导致左室收缩末容积升高和射血分数下降，每搏量降低，表明左室收缩功能受损。所有这些变化，特别是心室压力增高，增加了已经受损心肌的氧耗。

左室舒张末容积和压力增高导致心肌做功和需氧增加。在此情况下，心肌氧需的两个主要因素（收缩的心肌和收缩时限）均增加。同时由于左室舒张末压升高，造成冠脉灌注压下降，因而心肌供氧减少。最后，冠状动脉血流的文丘里作用可以实际上降低冠状动脉口的压力致使收缩期冠状动脉血液反流。这些因素使得病人即使在不并发冠心病的情况下也特别容易发生心肌缺血和猝死。

正常人每搏量的 20% 有赖于心房收缩。然而，由于心室顺应性降低和左室舒张末压力增高使心室被动充盈减少，主动脉瓣狭窄病人的心房收缩可提供高达 40% 的心室充盈量。而这些病人的最初症状常常是房颤。因此，窦性心律和心房对心排血量作用的丧失可使临床表现急剧恶化。

病情持续发展，主动脉瓣指数降至 0.5cm^2/m^2 以下导致进一步的射血分数下降和左室舒张末压升高。当左房压超过 3.33～4.0kPa（25～30mmHg）可导致肺水肿，常会出现猝死。对于存活的病人，进行性的肺动脉高压最终将导致右室衰竭。

（二）术前探视

麻醉医师应重点了解以下病情。

（1）主动脉瓣口面积：一般成人主动脉瓣狭窄至瓣口面积 0.9cm^2 时可出现临床症状。

（2）心绞痛：50%～70% 的严重主动脉瓣狭窄患者的首发症状是心绞痛，其原因是：①有冠状动脉疾病并存；②在肥厚的左室壁心肌氧供与氧耗差增大。主动脉瓣狭窄患者发生心内膜下缺血和室性心律失常的危险性增大。单纯继发于主动脉瓣狭窄的心绞痛几乎都是劳力性心绞痛。休息时发生心绞痛提示有冠状动脉疾病并存。

（3）晕厥：晕厥是 15%～30% 主动脉瓣狭窄病人的首发症状。一旦出现晕厥，其平均寿命为 3～4 年。

（4）充血性心力衰竭：呼吸困难、端坐呼吸和夜间阵发性呼吸困难说明有充血性心力衰竭，并可很快发展成水肿、肝大和颈静脉怒张。一旦出现充血性心力衰竭症状，平均寿命仅 1～2 年。

所有主动脉瓣狭窄的病人都有猝死的危险。当狭窄发展到收缩峰压差＞6.67kPa（50mmHg）或有效主动脉瓣口面积<0.7cm²仅18%的病人能存活5年以上。

（5）动脉压力：在严重的主动脉瓣狭窄动脉脉搏压通常降至6.67kPa（50mmHg）以下。收缩压上升延迟并伴有波峰滞后和显著的单波切迹。当狭窄达到严重的程度，在动脉压力波形的上升支单波切迹变低。二重波切迹相对变小或消失。

（三）围手术期血流动力学管理

（1）左室前负荷：由于左室顺应性降低及左室舒张末容量和压力升高，需要增加前负荷以维持正常的每搏量，而使用硝酸甘油可降低心排血量至危险的程度。

（2）心率：主动脉瓣狭窄的病人不能很好地耐受心率过快或过慢。心率过快可导致冠脉灌流减少；而在这些每搏量受限的病人，过慢的心率可限制心排血量。但如果必须做出选择的话，稍慢的心率（50～60次/min）较偏快的心率（超过90次/min）为好，因其可留有一定的收缩时间来射血通过狭窄的主动脉瓣。应积极治疗快速室上性心律失常，因为心动过速和有效心房收缩的丧失均可导致病情的严重恶化。心室兴奋性增高也应积极予以治疗，因为对于严重心律失常乃至室颤的病人电复律很难成功。

（3）心肌收缩力：每搏量通过心肌收缩状态增高而得以维持。病人不能很好地耐受β肾上腺素受体阻滞药，因其可引起左室舒张末容量增高和显著的心排血量下降，导致临床状态严重恶化。

（4）体循环阻力：左室射血的后负荷大部分来自狭窄的主动脉瓣，因而是固定的。体循环血压降低对减小左室后负荷作用甚微。然而，主动脉瓣狭窄病人的肥厚心肌极易发生内膜下缺血。冠脉灌流有赖于足够的体循环舒张期灌注压的维持。虽然用α肾上腺素受体兴奋药提升血压对总的前向血流几乎毫无作用（心室射血的主要阻抗来自主动脉瓣），但它可以增加冠脉灌流，防止严重血压下降引起的猝死。

（5）肺循环阻力：除了晚期的主动脉瓣狭窄，肺动脉压保持相对正常。不必对肺血管阻力进行专门处理。

（四）麻醉技术

（1）术前用药：较小量的术前用药可使病人安静且不伴有心动过速。应避免使用较大剂量的可显著降低前后负荷的药物作为术前用药。吗啡0.05～0.10mg/kg加东莨菪碱0.2～0.3mg肌内注射可考虑用作术前用药，因其很少产生不利的血流动力学作用。

（2）肺动脉导管：心排血量的测定对评价修补主动脉瓣前病人的心排血量是有帮助的。但对左室顺应性较差的病人，肺毛细血管嵌顿压可能会对其真正的左室舒张末压力估计偏低。由于左室舒张末压升高，二尖瓣环张力增大，肺毛细血管楔嵌压可观察到明显的室波；但随着疾病的进展和左房肥厚的加重，一个明显的房波会成为显著特征。

在肺动脉导管经过心室时，有可能出现心律失常。若在置入肺动脉导管的过程中出现心律失常，应将导管尖端停留在中心静脉位置，直至修补主动脉瓣完成。

（3）维持血流动力学稳定：任何可引起心肌抑制、血压下降、心动过速或其他心律失常的麻醉药均应小心使用。这些变化可导致病情突然和急剧的恶化。因此，通常选择以麻醉性镇痛药为主的麻醉方法。

在麻醉诱导和维持的过程中，应准备好强效的α肾上腺素能兴奋药如去氧肾上腺素，以便及早和积极地治疗体循环收缩压或舒张压降低。如果病人出现缺血的症状或体征，应小心使用硝酸甘油，因其对前负荷和动脉压的作用可能会使实际情况变得更糟。

室上性心律失常应积极地用直流电除颤来治疗。室性异位心律也应积极予以治疗，因为如果病人心律恶化成室颤，通常无法复苏成功。

（4）紧急体外循环：麻醉诱导前应有一名有经验的外科医生在场，灌注师应做好准备，因为急性的心血管病情恶化需紧急实施体外循环。

（5）心肌保护：在有心肌肥厚的情况下，用冷停跳液进行充分的心肌保护对于防止心肌缺血引起的心肌"挛缩"或"石头心"是非常必要的。

（6）术中处理和术后治疗：主动脉瓣置换术后，肺毛细血管楔嵌压和左室舒张末压随即降低，而每搏量升高。心肌功能迅速改善，但肥厚的心室仍需要较高的前负荷以维持其正常的功能。几个月内，左室肥厚可以恢复。在术前没有心室功能不全和冠脉疾病的情况下，体外循环后通常不需要正性肌力药物的支持，因为瓣膜置换降低了心室的后负荷。必须记住，换瓣后可有 0.93～2.53kPa（7～19mmHg）的残余压差存在。如果术中心肌保护充分，病人术后恢复良好。

四、主动脉瓣关闭不全（AI）

（一）病理生理学改变

主动脉瓣关闭不全的出现引起左室收缩容量和舒张容量超负荷，容量负荷的增加导致左室偏心性肥厚（室壁厚度增加和室腔扩大）。这使得左室舒张末容积和收缩末容积大大增加。因为左室舒张末容积增加缓慢，左室顺应性增加，可使左室舒张末压力保持相对正常。由于这种代偿机制，每搏量可基本维持。因为容量做功比压力做功在代谢上较为节省，因而即使射血分数增加，心肌氧需并没有明显增加。在轻度主动脉瓣关闭不全的病人，随着每搏量增大，外周血管慢慢舒张，有助于前向血流。只要反流分数少于每搏量的40%，几乎没有症状出现。

当主动脉瓣反流量超过每搏量的60%时，可出现持续的左室扩大和肥厚，最终导致不可逆的左室心肌组织损害。这些变化的早期症状是左室舒张末压增高，超过2.67kPa（20mmHg）表明有左室功能不全。随后出现肺动脉压增高并伴有呼吸困难和充血性心力衰竭的症状。

随着症状的出现，左室功能不全持续发展，最终变为不可逆。症状发展迅速，在这一点上，外科治疗并不是总可以奏效。由于主动脉舒张压降低引起舒张期冠脉灌注减少、心室扩大导致室壁张力增大以及左室肥厚，可以发生心绞痛。因为对心排血量和冠脉灌注不足的代偿，出现外周的交感性收缩，导致心排血量进一步降低。

而突发的主动脉瓣关闭不全是在左室顺应性正常的情况下，突然加上一个容量负荷，这导致左室舒张末容量和收缩末容量的增加。由于左室没有时间通过偏心性肥厚来代偿，故其结果是左室舒张末压力突然增高。为维持足够的前向血流而产生的即刻的代偿机制是增加交感张力、产生心动过速和增强收缩状态。液体潴留导致前负荷增加。左室舒张末容量的增加以及总的每搏量和心率的增加亦不足以维持正常的心排血量。可发生左室功能的急剧恶化，需紧急外科手术。

（二）术前探视

麻醉医师应重点了解以下病情：①病因：主动脉瓣关闭不全可由许多不同的原因所引起。除风湿性心脏瓣膜病外，细菌性心内膜炎、创伤、主动脉夹层动脉瘤以及可引起异常胶原蛋白形成的各种先天性疾病正成为越来越常见的原因。②心绞痛：心绞痛通常是晚期症状，且是不良预兆。③心功能：慢性主动脉瓣关闭不全的病人可以长达 20 年没有症状，一旦出现呼吸困难、疲劳和心悸等症状，表明有心功能不全存在，病情可快速发展。另一方面，急性主动脉瓣关闭不全的病人病情快速恶化，需警惕预后。④重波脉：主动脉瓣关闭不全的病人表现为脉压增宽，压力快速上升，收缩峰压增高，舒张压降低。脉压差可达 10.7～13.3kPa（80～100mmHg）。快速上升支是由于每搏量增大，而快速下降支则是由于血液从主动脉反流入心室和舒张的外周血管。由于回流波的出现，重波脉很常见。

（三）围手术期血流动力学管理

（1）左室前负荷：由于左室容量的增加，前向血流的维持有赖于前负荷的增加。在这种病人，可引起静脉舒张的药物因其可降低前负荷而致心排血量减少，应避免使用。

（2）心率：主动脉瓣关闭不全的病人随着心率的增加前向心排血量明显增加。心率增快使舒张期缩短而使反流分数降低。由于可保证较高的体循环舒张压和较低的左室舒张末压力，心率增快实际上使心内膜下血流得到改善。这可以解释为什么休息时有症状的病人运动后症状可以改善。另一方面，心动过缓可使舒张期延长，反流增加。90 次/min 的心率应该是最理想的，可改善心排血量而不引起缺血。窦性心律的维持不如在主动脉瓣狭窄病人那么重要，房颤很常见。

（3）心肌收缩力：必须维持左室收缩力。在左室功能受损的患者，使用纯 β 肾上腺素受体兴奋药可通过舒张外周血管和增强心肌收缩力而使每搏量增加。

（4）体循环阻力：在正常情况下，慢性主动脉瓣关闭不全的病人通过外周小动脉舒张可基本代偿心排血量的受限。降低后负荷可使前向心指数进一步得到改善。后负荷增加可降低每搏做功并显著增加左室舒张末压力。对于左室受损的晚期主动脉瓣关闭不全病人，降低后负荷最为有益。

（5）肺循环阻力：除非伴有严重左室功能不全的晚期主动脉瓣关闭不全病人，肺血管压力皆可维持相对正常。

（四）麻醉技术

（1）术前用药：应避免任何可引起容量血管舒张的药物作为术前用药。为维持心肌收缩力和心率建议使用较小量的术前用药，因为心率偏快对病人确有帮助。但镇静不足引起的体循环阻力增高是有害的。

（2）麻醉用药：麻醉诱导与维持用药的选择应针对保持病人前负荷、维持外周血管舒张、改善正常的心肌收缩力和保持心率在 90 次/min 左右。除非病人处在伴有心室功能减低的晚期情况，联合使用异氟烷和哌库溴铵加之液体补充是合适的。晚期病人对合成的麻醉性镇痛药和哌库溴铵联合用药可较好耐受。

（3）肺动脉导管：在急性主动脉瓣关闭不全伴有心室顺应性很差的病人，左室压力可很快升高，足以使二尖瓣在舒张期结束前关闭。在这种情况下，持续的血液反流使左室舒张末压升高而超过左房压，肺毛细血管楔嵌压可明显过低地反映左室舒张末压。

通常，二尖瓣环的扩大引起功能性二尖瓣反流，肺毛细血管楔嵌压波形出现显著的室波，在急性反流和有左室衰竭时室波更为明显。

（4）禁用气囊反搏：主动脉瓣关闭不全是主动脉内气囊反搏的禁忌证，因为舒张压增高可增加反流量。

（5）术中处理和术后治疗：主动脉瓣置换术后，左室舒张末压力和容量随即下降。但左室肥厚和扩大依然存在。体外循环停机后，必须保证较高的前负荷以维持扩大左室的充盈。术后早期，由于左室功能低下，可能需要正性肌力药物或主动脉内气囊反搏的支持。若出现严重的左室功能不全后才手术，则病人预后不良。术后 6 个月内心脏大小未恢复到相对正常的病人，其 5 年生存率仅43%。若及早手术，心脏将恢复到相对的正常大小，6 年的长期生存率可望达 85%。

第三节　缺血性心脏病手术的麻醉

冠状动脉旁路移植术（CABG）近年来在我国迅速发展。虽然手术例数仅为美国 CABG 手术例数的 0.2%，但由于我国人口基数大，将来的手术例数必会大大增加。

一、冠心病病人的术前危险因素

CABG 病人的年龄较大，病情多较复杂，一般认为，下列因素为冠心病病人手术麻醉的危险因素：①年龄>70 岁。②女性：冠状动脉细小，吻合困难，畅通率低。③肥胖。④不稳定型心绞痛。⑤充血性心力衰竭。⑥EF<40%。⑦LVEDP>2.40kPa（18mmHg）。⑧左室室壁瘤。⑨冠状动脉左主干狭窄>90%。⑩PTCA 后急症手术或心肌梗死后 7 天内手术。⑪合并高血压或糖尿病。⑫合并肾功能不全。⑬合并肺疾患。⑭合并瓣膜疾患。⑮再次手术。

20 世纪 90 年代，由于对冠心病病理生理认识的深入及围手术期处理的进步，病人手术死亡率也明显下降。现欧美较大的心脏中心 CABG 的病死率已降至 1%左右。

阜外心血管病医院 1995 年 CABG 的手术死亡率为 1.83%，1996 年降至 0.84%，1997 年为 0.75%。

二、麻醉处理原则

冠心病的麻醉及围手术期血流动力学管理的原则为维持心肌氧的供需平衡，避免加重心肌缺血。

（1）避免增加心肌氧需（氧耗）的因素：术中心肌氧需增加通常是由于血压升高或心率增快所致。临床上常以 RPP（收缩压×心率）来反映心肌耗氧，一般要求 RPP 不超过 12000。术中由于麻醉和失血等多种因素均可降低血压，在无明显心动过速的情况下，RPP 一般均低于术前，超过12000 者并不多见。术中由于冠状动脉张力的变化、侧支循环灌注压力的下降、冠脉血流从心内膜向心外膜的重新分布等均可在任何 RPP 水平发生心肌缺血，故 RPP 在缺血性心脏病围手术期的价值并不可靠。另一方面，血压升高虽增加氧耗，但同时也可增加心肌的血流供应，故对影响心肌氧耗的两个主要因素心率和血压变化的意义必须分别考虑。

在增加心肌氧耗的诸因素中，心率增快对心肌缺血的影响最重。心率增快除增加心肌氧耗外，也影响心肌血流的自动调节。动物实验提示：在心率正常的情况下，心内膜血流自动调节的压力低限为 5.07kPa（38mmHg），而当心率增快 1 倍时，则自动调节的压力低限升至 8.13kPa（61mmHg）。另外，心率增快时左室舒张时间缩短，冠脉血流下降。因此，围手术期心率维持稳定，避免心率增快，控制心率在术前安静状态下的水平（体外循环前心率慢于 70 次/min，停机和术后心率一般不超过 90 次/min），则明显有利于心肌氧的供氧平衡。临床资料显示，心率慢于 70

次/min 的病人，心肌缺血的概率明显下降。从阜外心血病医院 CABG 手术的麻醉管理来看，1990年以前心率偏快的所占比例较大，其麻醉经过不平稳，手术死亡率较高。1990 年以后严格控制了心率，麻醉经过和术后恢复均较顺利，手术死亡率大幅度下降，1995 年以后的死亡率已达国际先进水平。虽然 CABG 手术死亡率受多种因素的影响，但围手术期维持稳定的心率，避免加重心肌缺血，起了非常重要的作用。

（2）避免减少心肌氧供：心肌的摄氧率平时即达 60%～65%，当心肌氧耗增加时，只有通过增加冠脉血流的方式来提供，但对缺血性心脏病病人来说则难以完成。缺血性心脏病病人心肌血流灌注的自动调节机制可能受到破坏，心肌的血流量呈压力依赖性，故围手术期的血压应维持在较高水平，尤其对合并高血压者更应如此。一般来说，围手术期血压应尽量维持在术前水平。

由于围手术期麻醉、手术等诸因素均明显影响心率和血压，心率和血压的变化又直接关系着心肌的氧供需是否平衡，故维持心率和血压二者之间的关系对缺血性心脏病的氧供需平衡非常重要。要维持心肌氧的供需平衡应力求做到：①血压的变化（升高或降低）不应超过术前数值的20%；②MAP－PCWP＞7.33kPa（55mmHg）；③MAP 和心率的比值＞1，CPB 前＞1.2；④维持收缩压在 12.0kPa（90mmHg）以上；⑤尤其应避免在心率增快的同时血压下降。

欲获得满意的血流动力学参数、良好的心率和血压之间的关系，麻醉管理必须注意维持充足的循环血量，避免心肌功能受到严重抑制。对术前心率在 80 次/min 以上者，肌松药不宜使用潘库溴铵，尤应避免单独给药，可选用维库溴铵、哌库溴铵（阿端）。对严重心功能不全的病人，麻醉诱导应以芬太尼为主，镇静药或安定药的剂量不宜大，以能使病人入睡即可。以芬太尼和恩氟烷维持麻醉，一般不引起心律失常，但对术前有陈旧性心肌梗死、室壁运动异常、冠脉阻塞病变广泛者，恩氟烷的吸入浓度不宜大，以免造成对心肌收缩力的严重抑制。以丙泊酚复合芬太尼麻醉，既可避免对心肌收缩力的严重抑制，又可有效地降低外周阻力，不失为一良好的维持方法。

要维持心肌氧供，除维持稳定、满意的血压外，必须充分重视血液的携氧能力。由于 CABG 创伤大、出血多，尤其对取乳内动脉者，出血更多，需注意及时补充血液。从 CABG 临床实践来看，即使术前病人体重在 70kg 以上，血红蛋白＞120g/L，转流中多数血红蛋白降至 60～70g/L。如在此种水平下停心肺转流，让心脏自行负担满足全身氧供的需要，则心率必然增快。以一简单数学模式计算：在血红蛋白 120g/L 时，心率 65 次/min 可维持机体氧的供需平衡。如血红蛋白降至 60g/L，心率则需达到 130 次/min 方可为机体提供同样多的氧，仅其一项心肌氧耗要增加 1 倍，心肌氧的供需平衡势必难以维持。因此，在维持足够循环血容量的同时，必须注意血红蛋白的含量。即使无心肌缺血的老年病人，对失血的耐受性也较差。

三、围手术期血流动力学监测

（1）食管超声心动图（TEE）：心肌缺血的最早表现为心肌舒张功能受损及室壁节段运动异常（SWMAs）。完全阻断冠脉血运后 10～15 秒，节段心肌即表现为运动减弱。临床上，PTCA 的病人，当球囊扩张使血流减少 50% 时，节段心肌便表现为运动减弱。而心电图 ST 段的变化在冠脉血流减少 20%～80% 时比 SWMAs 晚出现 10 分钟，在血流减少＞80% 时晚出现 2 分钟，当血流为 0时晚出现 15 秒，故 TEE 对监测心肌缺血是当前极受推崇的方法。

（2）Swan-Ganz 导管监测能比较正确地反映心功能和较早地反映心肌缺血：围手术期心肌缺血时，PCWP 的变化早于 ECG 改变（Haggmark 的标准是 A、V 波高于 PCWP 的平均值 0.667kPa 或 5mmHg 以上）。从肺动脉取血测定混合静脉血氧饱和度，在一定程度上可反映组织灌注。测定 CO，计算 SVR、PVR、心脏做功指数等，有助于判断病人的心脏功能，指导血管扩张药和正性肌力药、β 受体阻滞药和钙通道阻滞药的治疗。使用连续心排血量/混合静脉血氧饱和度（CCO/SvO$_2$）监测，可连续观察循环动力学各项指标及混合静脉血氧饱和度的变化，更为方便。但不必常规应用。

四、围手术期血管扩张药、β 受体阻滞药、钙通道阻滞药的使用

在血管扩张药的使用方面，虽仍有学者在 CABG 围手术期使用硝普钠，但多数学者认为，硝普钠对冠脉血流的窃血作用不利于冠心病病人。硝酸甘油扩张狭窄的冠状动脉及降低心肌氧耗的作用越来越得到人们的认可。硝酸甘油不仅有效地降低肺动脉压和 PCWP，增加到一定剂量也可有效地控制体循环压力，其安全性和副作用均远远优于硝普钠。围手术期硝酸甘油治疗的指征为：①动脉压超过基础压 20%；②PCWP＞2.13kPa（16mmHg）；③PCWP 波形上 A 和 V 波＞2.40kPa（18mmHg）或 A、V 波高于 PCWP 平均值 0.667kPa（5mmHg）以上；④ST 段改变＞1mm；⑤区域性室壁运动异常；⑥急性左或右室功能失常；⑦冠状动脉痉挛。但应用中必须注意硝酸甘油易发生早期耐受性，而且随着病人年龄的增长，效力也逐渐减弱。

β 受体阻滞药对冠心病病人的有益作用已被充分肯定。新的超短效、具有选择性的 β$_1$ 受体阻滞作用的艾司洛尔，即使在心功能中度减弱时也安全有效。美托洛尔也是选择性 β$_1$ 受体阻滞药，但消除半衰期为 3.7 小时，明显长于艾司洛尔，使用时需注意蓄积作用。由于 β 受体阻滞药的负性肌力作用，对于高度依赖交感张力或快速心率来维持心排血量的病人能促发心力衰竭，对严重窦房结功能不全者能导致窦性停搏，故应在严密的监测下，以高度稀释，小剂量叠加，从深静脉（颈内或锁骨下）途径缓慢给药，一旦心率出现下降趋势即刻停药，如此可避免对心脏的明显的抑制作用。

钙通道阻滞药能明显扩张冠状动脉，防治冠脉痉挛，增加冠脉血流，改善心肌缺血。以硫氮唑酮为首选，因其在扩张冠状动脉的同时，不明显抑制心肌收缩力，并可减慢房室传导，使心率下降。静脉给药的常用剂量为 1～3μg/（kg·min）。

五、正性肌力药的使用

缺血性心脏病病人由于心肌缺血、心肌梗死、室壁瘤等原因，往往存在有不同程度的心功能不全，使得在麻醉处理中担心心功能受抑制，常投以正性肌力药来增强心肌收缩力。任何正性肌力药均增加心肌耗氧，从所谓"安全""保险"角度，常规或预防性使用正性肌力药，对病人并无益处。1990—1994 年阜外心血管病医院 CABG 术中使用正性肌力药物的比例占 25%，1995 年仅占 10%，1996 年后又继续下降。应用正性肌力药的指征为：PCWP＞2.13kPa（16mmHg），而 MAP＜9.33kPa（70mmHg）或收缩压＜12.0kPa（90mmHg），CI＜2.2L/（min·m^2），SvO$_2$＜65%。正性肌力药可选用多巴酚丁胺、多巴胺、肾上腺素等。

六、麻醉诱导

冠心病病人需投以重量术前药，以消除其紧张情绪并使其充分镇静，避免入室时心率增快（术

前紧张导致心绞痛）。为使诱导适度以抑制气管插管的应激反应，又不发生低血压，需在心电图和直接动脉测压的监测下，缓慢、间断地给药，加快输液速度对防治诱导期低血压也很重要。如适度麻醉降低了病人的代谢，抑制了应激反应，血压轻度下降也是常见现象，同时心率减慢更有助于心肌氧的供需平衡和储备。对诱导期低血压的药物处理：静脉注射微量去氧肾上腺素（0.05～0.1mg/次）可获满意效果。不提倡静脉注射多巴胺来升高血压，因临床上曾有静脉注射多巴胺后心率增快，导致心肌急性缺血，甚至发生室颤的教训。

七、心肌保护和脏器灌注

广义的心肌保护系在围手术期维持稳定、满意的血流动力学参数，防治冠脉痉挛以使心肌氧的供需维持平衡，避免加重心肌缺血。体外循环中的心肌保护则需外科、麻醉、灌注的密切协作。转流开始后由于多种因素的影响，冠心病病人极易室颤，而此时灌注压往往较低，为 4.0～5.33kPa（30～40mmHg）。据非系统观察，从室颤开始到阻断升主动脉，短者 15 分钟，长者可达 35～40 分钟（外科探查冠状动脉）。如此长时间的心肌缺血对继后冷晶体停跳液、冷血、温血等各种形式的心肌保护的效果均带来严重影响，甚至可致心内膜下梗死。体外循环中要获得良好的心肌保护：①避免在阻断升主动脉前发生室颤；②维持较高的灌注压 6.67～10.7kPa（50～80mmHg）；③阻断升主动脉前不过早降温；④如转流开始血压明显下降，此时仅靠增加灌流量难以使血压回升，可从人工肺给单纯 α 受体兴奋药，如去氧肾上腺素 1～2mg/次，往往可获得满意效果。如在室颤下探查冠状动脉，则应引空心脏，使灌注压＞8.0kPa（60mmHg）。

冠心病病人多数年龄较大，常合并高血压及全身动脉硬化，转流中应维持较高的流量 2.4～2.7L/（min·m²）和较高的灌注压，灌注压应接近转前 MAP。

八、停机前后的处理

停机前后的处理是冠心病麻醉处理中最重要的环节之一。欲顺利脱机和停机后维持稳定的血流动力学，需注意以下几点：

（1）心脏复跳后即注意预防心跳增快。对缓慢的心跳（30～40 次/min）不宜急于处理，往往在钳夹主动脉侧壁，进行主动脉侧壁口吻合期间，心率即可自行增快。

（2）主动脉侧壁口吻合期间，应维持满意的灌注压。如灌注压超过术前的 MAP 值，可用硝酸甘油、尼卡地平、丙泊酚等处理，不宜轻易地降低灌流量。如灌注压较低，除增加灌流量外，应适当减少静脉引流量。血压仍不回升，可从人工肺给麻黄碱、去氧肾上腺素、间羟胺等提升血压。

（3）主动脉侧壁口吻合完毕，冠脉血流开始恢复。如每搏量满意，将会出现良好的动脉波形，此时可逐渐减少灌流量，缓慢回输血液。在 ECG 和循环动力学指标满意的情况下缓慢脱机。

第四节　大血管手术的麻醉

大血管病主要包括主动脉瘤、主动脉夹层（AD）、主动脉-双侧股动脉病及主动脉缩窄与主动脉弓中断等。

大血管手术对麻醉是严重挑战。近年来由于手术和麻醉的进步，大血管手术死亡率已由 9.6%

降至 3.9%～1.4%，但动脉瘤破裂急症手术的死亡率仍高达 35%～50%。如果合并心、肺、肾功能损害或病态肥胖者手术死亡率仍在 22%～66%。降主动脉瘤根治术死亡率为 9%，截瘫为 0.9%。动脉瘤直径>5cm 者，其破裂危险性每年为 10%，>7cm 者为 40%。故应争取早期手术。

一、围手术期的评估与危险性

大血管手术病人常有动脉粥样硬化，大多数病人许多器官系统有显性或隐性的血管疾病，据报道 50%～70%病人有冠心病或至少 1 支冠状动脉有严重狭窄，其中 40%～50%有过心肌梗死（MI），10%～20%有心绞痛，还有 30%～60%无症状。据报道原有 MI 的发生时间在术前 3 个月，3～6 个月和 6 个月以上者，围手术期再梗死的危险性分别为 5.8%～37%，2.3%～16%和 1.7%～6%。行腹主动脉瘤根治术的病人有 37%术后发生不同程度的充血性心力衰竭（CHF）。

患主动脉疾患的病人 40%～60%有高血压，有的还有慢性阻塞性肺疾患（COPD）、糖尿病、高龄和多器官功能减退等。危险性的评估可以影响麻醉和手术的决策，Fleisher 等在决定腹主动脉瘤根治术之前是否先行冠状动脉搭桥或其他治疗时主要衡量 3 点：①腹主动脉瘤手术的心脏病死率；②冠状动脉搭桥术的病死率；③冠心病病人实施动脉瘤手术的心脏病死率。结果表明，未矫治冠心病病人实施动脉瘤手术的心脏病死率可低于 7.5%。他认为术前检查均无助于改善转归，应大幅度减少这些检查从而降低住院费用。相反围手术期处理对降低总病死率具有重要的意义，围手术期充分的器官灌注可以减少患病率和病死率。麻醉的目标是减少和消除外科的应激反应，降低围手术期的高凝状态，保护免疫功能，以及减少心肌缺血等。

二、麻醉前检查要点与准备

（1）检查要点：①通过体检及 X 线片、CT 片等明确病变性质、部位、严重程度及手术方式。②先询问病史，有无心绞痛及心肌梗死史。③ECG 检查及运动试验，有无心肌缺血与心律失常。即使 ECG 正常且无症状，也不能完全除外冠心病的可能。估计有 20%～25%病人为无症状型缺血（哑型缺血），而哑型缺血是主动脉手术后 MI 的重要预兆。因此所有病人术前均应做双嘧达莫（潘生丁）-铊非运动试验，以估计发生 MI 的危险性。④询问是否有一过性脑缺血发作或卒中史，除外与颈动脉疾病有关的脑灌注异常。⑤是否合并高血压，其严重程度如何。⑥通过病史、体检（胸部听诊）及胸部 X 线片，确定是否合并 COPD。⑦进行血气分析，是否有低氧血症或酸碱失衡。⑧检测肌酐、尿素氮等，查明有无肾功能障碍。⑨检测血糖与尿糖，必要时查酮体。⑩检测血浆电解质。

（2）麻醉前准备：按心血管手术进行准备，需注意以下几点：①术前提早禁烟。凡术前使用抗心律失常药、抗心绞痛药或正性肌力药者，均应继续用至术日晨，以加强心肌保护。②控制高血压，使舒张压>10.7kPa（80mmHg），<13.0kPa（100mmHg）。术前不要停用抗高血压药，对于血压难以控制的择期手术病人，睡前可口服甲基多巴 250～500mg，夜间输注 1～1.5 倍于正常生理需要量的平衡盐液。术日晨重复口服 1 次甲基多巴，以维持心血管功能的稳定性。③对近期（3 个月内）有心肌梗死史者，非紧急手术应推迟。④凡有不稳定型、变异型或静息心绞痛者，在行主动脉手术之前可考虑先作冠脉搭桥术。⑤维持心肌氧供需平衡，防止心动过速和后负荷增加。术前慎重地使用 β_1 受体阻滞药，可减少心肌缺血的危险。⑥COPD 病人，支气管扩张药可用至术前。⑦已做肾动脉造影者，围手术期可发生急性肾衰。应于血管手术前夜静脉输液，维持血浆正常容量和尿

量。⑧低氧血症者，应予吸氧。⑨凡有脑灌注不足者，术前应设法保持其稳定而不致加重。⑩纠正电解质与酸碱失衡。

（3）麻醉前用药：吗啡 0.2mg/kg、东莨菪碱 0.01mg/kg 术前 30 分钟肌内注射。对精神紧张者术前 1 小时可加服地西泮 10mg。

三、主动脉阻断的生理及病理生理

（1）血压：主动脉阻断引起的高血压，其程度因阻断部位，侧支循环代偿程度及阻塞前的主动脉血流而异，有主动脉阻塞的病人，在肾以下阻断实际上并不引起血压升高，因为阻断前的血流就是零。通常肾动脉以下阻断只产生很小的血压升高，而腹腔动脉以上的阻断常引起血压的显著升高。

（2）静脉回流和心排血量：由于大动脉通道的急性阻断使阻力升高，心排血量应该下降，但是由于神经反射，静脉回流和左心功能等多重复杂的生理学机制问题并非如此简单。当降主动脉被阻断同时下腔静脉的血流也被切断时，由于静脉回流减少一半，心排血量便随之减少一半。此时也只有一半数目的动脉血管床接收血流，这样它对血流的阻力就翻倍。结果一半心排血量流入阻力倍增的血管，每搏量和每搏功也减半。这说明在主动脉阻断期间引起血流动力学变化，绝不是单纯后负荷对心室射血影响的结果，实际上在很多情况下是前负荷静脉回流占据了主导地位，因此没有必要在意每搏量和每搏功的降低，也不要认为心功能参数下降就是心功能的抑制，因为其可以保证余下一半组织的灌注。

但是也有证据表明，主动脉的阻断使回心血量和心排血量增加。这是由于从阻断下方血管床"自动输血"进入有效循环之故。因为阻断下方容量血管床的初始压力等于平均动脉压，能够将容量血管中的血液释放进入有效循环直到其压力等于右心房压，从而暂时保持心排血量。其条件是心室能够克服提高的后负荷，阻断下方的血管床张力稳定，如果动脉血流继续受阻，组织缺氧随之发生，最终导致血管床的松弛和容量的再摄取与增加。

对于胸主动脉阻断后心排血量增加还提出了另外的一些机制，如可以增加心脏收缩的主动脉-心反射，慢时间常数血管床（内脏血管）从循环中消除以及释放神经递质等。这样又趋于使心排血量增加。关于心排血量下降还是增加的差别与阻断主动脉时是否给予血管扩张药、麻醉背景以及心功能如何都有一定关系。

（3）对心功能和心肌的影响：在没有收缩功能和冠状动脉血流紊乱的情况下，心脏可以经受住很高的动脉压。虽然后负荷升高，心室舒张末压力增加（前负荷保护机制），但同时冠状动脉灌注压也升高，因此，对健康的心脏不会发生泵衰和心肌缺血。但实际上心室扩大可导致瓣膜关闭不全，使左心室严重超负荷，而对已经抑制的心肌再施加高的后负荷，就可能导致心肌缺血和进一步衰竭。这种缺血机制可能是心脏在舒张和收缩过程中，心室压力升高导致内膜下缺血，而冠状动脉狭窄会进一步使血流减少。此时如给予药物，通过降低前负荷来控制高血压，就可以最大限度地减少左心室缺血和心功能不全。因此与降低后负荷相比，在获得相同血压情况下，前一方法使舒张末期容积及室壁张力降低会优于后者。

（4）代谢的改变：阻断主动脉有两个基本并联的代谢变化：①降低全身的氧化代谢和氧耗量（VO_2）；②阻断下方低灌注部位转化为无氧代谢。主动脉阻断对混合静脉血氧饱和度（SvO_2）和分压的影响取决于控制血压的治疗方法，如果以扩张小动脉为主要治疗，那么需氧代谢的组织血流过载，氧的摄取能力下降，最终导致 SvO_2 和氧分压明显升高。相反，采用降低前负荷的方法则能保持 SvO_2 和氧的摄取率在阻断前水平。

阻断下方组织无氧代谢产生的乳酸可通过侧支循环到达近端循环，使血液中的乳酸水平进行性升高。对于肾下型的主动脉阻断，在阻断过程中体循环乳酸水平的升高和开放后的释放是显著的，但临床上没有意义。然而在腹腔动脉以上阻断，不仅无氧代谢的组织增加，而且会因为将肝和肾排除在外，大大削弱乳酸的清除能力。因此，在高位胸主动脉阻断过程中，乳酸浓度迅速升高而且进行性升高。

但奇怪的是在阻断期间采集的动脉血气标本没有显示 pH 的变化。原因是在阻断后仍保持同样的每分通气量及因 CO_2 产生的明显减少而相对过度通气，这种表现为低碳酸血症的呼吸性碱中毒，正好可以中和代谢性的酸中毒，因此 pH 没有变化。

四、麻醉的选择与监测

大血管手术的麻醉主要有两种选择，一种是全身麻醉，另一种是全身麻醉加硬膜外阻滞。但无论哪一种麻醉方法都要以"简明"为原则，防止多次地频繁给药，因为脆弱的心血管系统可能经不起多种药物的"联合攻击"。

大血管手术均需暂时阻断病变局部近心端与远心端血流，造成阻断以远的区域缺血，故应尽量缩短阻断时间。如能保持股动脉平均压不低于 $4.67\sim5.33kPa$（$35\sim40mmHg$），且阻断时间不超过 40 分钟，可在常温下阻断循环。需长时间阻断者宜并用浅低温。体温 30℃时，在左锁骨下动脉与第 7 胸椎之间可阻断降主动脉 1 小时而无脊髓损害，在第 7 胸椎与膈肌之间，可阻断 $1\sim1.5$ 小时而不发生肝、肾损害；在膈与肾动脉之间阻断 $1\sim2$ 小时可保障肾以上内脏无损害；若在肾动脉以下部位阻断，一般不需要低温。

若阻断部位在左锁骨下动脉与心脏之间，或必须超过上述时限者，则应安置旁路灌注或在阻断部位上、下端分别灌注，如实施右锁骨下动脉和股动脉插管灌注，最好建立体外循环。由于阻断后上半身血流量增多，血压升高，为防止不良后果应行控制性降压。

（一）全身麻醉

目前多主张采用静吸复合麻醉，即吸入性麻醉药、阿片类镇痛药和肌松药三者的复合应用。诱导用小剂量硫喷妥钠（$3\sim4mg/kg$）或咪达唑仑（$0.1mg/kg$），并用泮库溴铵（$0.2mg/kg$）行气管内插管：再吸入低浓度挥发性麻醉药（氟烷、异氟烷或恩氟烷），用氧气通气。也可辅用 N_2O 和芬太尼（累计总量 $20\sim50\mu g/kg$）或舒芬太尼（$0.2\sim0.5\mu g/kg$）。

氟烷能较好地抑制喉反射，是优良的脑血管扩张药，能提供良好的大脑灌注，术中也很少需要用血管加压药。如病人出现高血压，增加吸入浓度也容易使之下降。但也有主张用异氟烷，因为它使脑氧耗量（$CMRO_2$）明显下降，理论上有脑保护作用。但它较少抑制咽喉反射，由于使小动脉扩张可导致低血压。

术中应用大剂量芬太尼或舒芬太尼者，会导致长时间呼吸抑制并延迟拔管时间。术后继续人工通气，对广泛的胸-腹主动脉瘤手术或主动脉瘤破裂和主动脉夹层急症修补术的病人是必要的。但对择期性腹主动脉瘤，尤其是肾动脉以下的手术就不一定需用机械通气。凡手术要求尽早拔管者，当以吸入麻醉为主，适当静脉注射芬太尼或吗啡，以便术终前将吸入药排出。

为了控制高血流动力反应，常用硝普钠（SNP）或硝酸甘油（NTG）。SNP 的起始剂量为 $0.5\sim1\mu g$（$kg\cdot min$），但最大不要超过 $8\sim10\mu g$（$kg\cdot min$）以防中毒。SNP 主要扩张小动脉降低后负荷，在降压同时它增加心室的 dp/dt 和心率，增加心室的射血速率，会使主动脉夹层血肿蔓延扩大，故需同时加用 β_1 受体阻滞药（美托洛尔或艾司洛尔），以便降低心率和心肌收缩力。NTG 主要扩张小静脉降低前负荷，用它可降低充盈压和心排血量，但降压效果不如 SNP。

大血管手术也可采用静脉复合麻醉，即同时输注静脉麻醉药（丙泊酚）、阿片类药（芬太尼或瑞芬太尼）和肌松药（泮库溴铵）的麻醉方法。病人用氧或氧/空气通气，不用 N_2O，这种麻醉可保持心血管系统的稳定性，术后意识恢复迅速而且能产生足够镇痛作用。

（二）全身麻醉加硬膜外阻滞

全身麻醉与覆盖适当神经节段的硬膜外阻滞结合可提供以下作用：①同时阻滞由术野（躯体和内脏）传入的有害刺激；②抑制此种刺激产生的交感-肾上腺反应；③减少全身麻醉药和肌松药用量；④术后镇痛。加用硬膜外阻滞不仅可提供比单纯全身麻醉更完善的麻醉，还可使病人苏醒快而又有较强的镇痛作用。如腹主动脉手术时经 $T_9\sim T_{10}$ 置入硬膜外导管，注入局麻药 $4\sim5mL$，便可使 $T_6\sim L_1$ 的躯体节段阻滞，并可阻断内脏大、小神经（$T_5\sim T_9$）的传入和胸交感神经的传出纤维，也可部分阻滞交感神经向骨盆和腿部的传出纤维。这种交感神经阻滞与经腰段广泛的硬膜外阻滞相比，血流动力学扰乱较少。

但是，大血管病人多依赖完整的交感神经系统才能保持血压的稳定。如交感神经受到广泛阻滞，血压就会不稳，因而需要更多的静脉输液，甚至需使用血管收缩药。有医生主张术前留置硬膜外导管，术中不用，以防止对心血管系统产生严重影响。待手术接近结束而减浅全身麻醉时，才开始向硬膜外腔注药。

（三）监测

（1）常规的监测有血压计袖带，ECG（Ⅱ或 V_5），温度计，脉搏血氧仪，CO_2 图像和记录仪，食管听诊器及 Foley 导尿管等，这些都属于非介入性的。

（2）一般经左侧桡动脉穿刺置管监测动脉压，但预计术中需阻断降主动脉同时会阻断左锁骨下动脉者，则应穿刺右侧桡动脉。预计行右锁骨下动脉插管灌注头部者则必须穿刺左侧。如阻断降主动脉期间采用上、下分别灌注的体外循环方法，则应加用右股动脉穿刺，同步监测上、下肢脉压进行对比。

（3）凡需阻断主动脉的手术有条件者可使用肺动脉（PA）插管，因为阻断时心排血量（CO）下降 $15\%\sim35\%$，外周阻力（SVR）上升 40%，而肺楔压（PCWP）和平均动脉压（MAP）及心脏做功均增加。据 Ansley 等报告无论病人左心室功能好坏如何，PCWP 与中心静脉压（CVP）往往无一致关系。此外，PA 波形出现"V"波可能代表心肌缺血，而且比 ECG 出现的改变早而明显。

（4）食管二维超声（TEE）对评价室壁运动改变有用，因为它也是心肌缺血的证据之一。

（5）用躯体感觉诱发电位（SSEP）可监测脊髓血供的受损情况，但 SSEP 只能描记感觉传导路的完整性，不能发现运动障碍。

（6）在升主动脉或主动脉弓病变修补时，特别是在深低温停循环下手术时用 EEG 监测中枢神经系统（CVS）有一定价值。低温下 EEG 呈慢波，循环完全停止时 EEG 在 20 秒内变平。但 EEG 常不能反映皮质或皮质下损害，特别是病人原先有 CVS 损害者。

五、腹主动脉瘤血管内修复术

腹主动脉瘤血管内修复术（EVR）是指在动脉瘤管腔内放置一可扩张的人工血管（带膜支架），使瘤壁血液循环隔绝，减少其破裂的危险，从而达到治疗目的。通常先切开股动脉或通过经皮穿刺放置鞘管，在透视指引下再置入血管内支架。与常规腹主动脉瘤修复术相比，EVR 术中失血少，各种术后并发症如肺部、心血管和肾并发症等也相应降低。EVR 术的应用可减少患者术后进入 ICU 的概率，能早期活动并缩短住院时间。

1991 年，Parod 首次在 1 例肾下腹主动脉瘤患者实施了 EVR 术。最初这种手术只用于病情较重不适合开腹的患者，现在随着支架设计的改进和外科技术的提高，这种方法已得到广泛应用。

（一）术前准备

（1）对围手术期有高危险心肌缺血或梗死的患者，要常规预防性应用 β 受体阻滞药，有人建议在术前 7～37 天开始使用，并一直用至术前 2～4 小时，不要停药。术后 6 小时要尽快恢复治疗，以获得最大的心肌保护作用，减少围手术期心脏事件。一般在收缩压 <100mmHg 或心率 <50 次/min 时才考虑停药，术中心率以 <75 次/min 为目标。与 β 受体阻滞药、他汀类药及阿司匹林等药物治疗相比，先行冠状动脉重建术，并未能改善血管手术的远期生存率和预后，反而会延误腹主动脉瘤的手术时机，增加两次手术的风险。

（2）他汀类药物除具有降低血脂作用外，还有抗炎作用，可通过多种机制改善血管内皮功能，稳定斑块及抗氧化作用，降低术后死亡风险，因为围手术期停用他汀类药物治疗，可使发生心肌梗死的风险增加 3 倍，所以对围手术期使用他汀类药物要给予足够的重视。

（3）由于腹主动脉瘤 EVR 术多在放射科透视下进行，术前应准备好充足的复苏设备如麻醉机、血细胞回收机和快速输血设备等，要按照心血管手术的条件，准备监护仪和抢救复苏的一切药品。

（二）麻醉方法

腹主动脉瘤 EVR 术，可采用硬膜外麻醉或腰硬联合麻醉，但目前从安全出发，多主张用静吸复合全身麻醉。全身麻醉的优点是病人意识丧失，消除恐惧，术中便于呼吸管理和供氧，可进行控制性降压，降低手术风险，而且在腔内修复失败转为开腹手术时，也无需改变麻醉方法。使用氯吡格雷或低分子肝素的病人，不宜行硬膜外麻醉，以防止硬膜外穿刺置管时出血，导致硬膜外血肿。

（1）麻醉诱导前，要先行桡动脉穿刺置管，监测有创血压，同时开通大管径的静脉通路。备好麻醉诱导药物、升压药和血管扩张药。

（2）麻醉诱导时缓慢谨慎的给予催眠药、麻醉性镇痛药及肌松药，降低应激反应，插管时应尽量避免血压的剧烈波动。对血压偏低的病人，可用依托咪酯诱导，发生低血压时可给予间羟胺 0.25～0.5mg，并加快胶体液的输注。对发生高血压者，可给予乌拉地尔 10～15mg 或尼卡地平 0.1～0.2mg 进行处理。

（3）麻醉维持可用静吸复合麻醉，持续输注丙泊酚与瑞芬太尼，并吸入 2%～4% 七氟烷。根据血压高低调节静脉麻醉药与吸入麻醉药的比例，血压偏低的病人一般以静脉麻醉为主，血压偏高的病人则以吸入麻醉为主，静吸互辅可以减少血压波动。

（4）麻醉诱导后，应立即开始输注胶体液，实施预防性扩容和血液稀释。早期充填法可以稀释病人血红蛋白，扩充血容量，以抵消术中失血，减少输血量。根据输血指征给予红细胞悬液、新鲜冰冻血浆及血小板等血制品。

（5）为防止肾功能衰竭，可通过补充晶体液，给予甘露醇和非诺多泮，以维持尿量。

（三）并发症

尽管 EVR 术创伤小，但仍有严重的并发症。麻醉医生应充分关注外科问题，以便预防潜在的问题。

（1）支架置入困难：严重动脉粥样硬化的患者，可能使血管内支架置入困难。支架置入困难时如强行通过，可能会导致腹膜后血肿，并导致出血死亡。经皮穿刺不适合肥胖病人，或腹股沟曾行手术者，可能需行腹股沟切开和股动脉切开术。

（2）内漏：内漏是指支架覆膜与瘤体之间仍存在持续的血流交通，其结果可能会导致动脉瘤的破裂。内漏是最常见的并发症，有报道其发生率>30%，内漏共分 4 型：Ⅰ型是支架未能与瘤体密切贴合，没有将体循环血流与瘤体隔绝，形成邻近支架的高流量漏；Ⅱ型是支架已将体循环血流隔绝，但动脉分支开口仍在瘤体内（如肠系膜下动脉，腰大动脉等）；Ⅲ型内漏乃支架本身问题或发生在两个支架的连接部；Ⅳ型内漏乃由支架本身的微孔造成。

Ⅰ型内漏需立即纠正治疗。Ⅱ型内漏需栓塞相关分支治疗。Ⅲ型需即刻确认和纠正。Ⅳ型通常在凝血功能恢复后消失。

（3）腔内修复失败：支架术后早期（30 天内）需转为开腹手术，多与Ⅰ型内漏有关，30 天之后再次开腹手术，则多与瘤体持续增大或持续内漏有关，还有一部分是因为动脉瘤破裂。30 天以内开腹手术死亡率为 18%，围手术期死亡率为 27%，如发生动脉瘤破裂，死亡率可达 50%。

（4）其他并发症：动脉入路支架移位或支架位置异常，肾动脉、肠系膜动脉或其他分支阻塞，以及造影剂引起的肾病和主动脉破裂等。

（四）腔内修复和开腹手术的比较

（1）巨大腹主动脉瘤是采用血管内支架或开腹手术，取决于腹主动脉瘤的大小、形态及手术风险三个因素，主动脉的直径可以作为衡量指标之一。虽然有 37% 肾以下腹主动脉瘤患者不适合腔内修复术，但由于有新的较小模块支架，90% 以上的患者经仔细评估后，血管内支架得到成功放置。

（2）肾下主动脉直径>2cm 的患者，发生冠心病的风险增加，死亡率也增加。不支持用开腹手术治疗较小的腹主动脉瘤。

（3）腔内修复术是一项微创技术，与开腹手术相比，更适合合并多种疾病的患者。腔内修复术 30 天后和生存率占优势，但 1 年后二者并发症和生存率无差异。目前尚无随机试验证明：腔内修复术一定优于开腹手术，但 EVR 应用越来越普遍。

六、器官的保护与特殊处理

（一）心脏保护

（1）阻断主动脉：阻断主动脉会严重影响心脏和动脉系统，血流动力学的即刻反应是收缩压和舒张压同时上升，而每搏量和心排血量下降。射血阻抗增加，导致左心室张力上升和心肌摄取氧增加。由于动脉压升高反射地使上半身小动脉扩张，阻力下降，一般在阻断后 5～10 分钟正常心脏就会适应这种改变，故不必用药物使小动脉更加扩张。

但波及肾动脉以上和腹腔动脉干的动脉瘤则问题较大，因肾血管系统在动脉系统中属阻抗很低的部分，突然阻断时对左心室射血的阻抗影响较大。为了减少心肌缺血和（或）左心室衰竭的可能性，建议在钳闭主动脉前 5～10 分钟输注硝酸甘油（NTG）0.5～3.0μg/（kg·min），而且应缓慢地进行阻断。如果 NTG 不能降低血管阻力则换用硝普钠（SNP），或两药同时输注。阻断主动脉危险最大者，是有明显症状的冠心病和充血性心衰病人。因阻断时左室张力增加，75％的冠心病病人可诱发心肌缺血，TEE 可显示室壁受损，病人如有明显或早期左室衰竭，舒张末容量已经升高，对 Starling 定律可不起反应，PCWP 常急剧上升而导致肺水肿。有左心室肥厚或心肌缺血而舒张顺应性下降的病人，左心室壁张力上升和舒张的进一步受损，会进而损害冠状动脉灌注。

对此类病人主动脉的钳闭更应缓慢，若 PCWP 上升超过 2.67kPa（20mmHg），则应再开放主动脉钳并静脉输注 NTG 1～2μg/（kg·min），其目的是：①扩张小静脉，减少肺充血和左心室充盈量及压力；②扩张小动脉，减少左心室射血阻抗；③扩张冠状动脉。而后再缓慢阻断主动脉，使心室有时间适应负荷的增加。

（2）主动脉阻断期间：在主动脉阻断期间，位于主动脉阻断以远的血管床因进行性低氧血症和酸中毒而发生最大限度的扩张。尽管血液在这些血管中滞留和隐匿，但背部从动脉瘤内来自腰动脉的出血可能十分严重。该失血量应尽可能回收并快速输回，并使 CVP 或 PCWP 比阻断前高出 0.4～0.53kPa（3～4mmHg），必须通过保持血管内容量来预防和防止开放后的低血压。手术应当仔细止血，也可静脉输注 SNP 或用硬膜外阻滞适当降压。为有效调控血压，SNP 或 NTG 的输注均应放在上肢或通过中心静脉插管，禁忌用下肢静脉。

（3）开放主动脉：在开放之前麻醉医师应停用一切降压药物并加快输血输液。在即将开放之际静脉注射去氧肾上腺素 1～2mg 或甲氧明 2～5mg 以收缩全身血管，增加静脉回流。缓慢开放主动脉钳并控制超越阻断钳的血流，注意动脉波形的变化。如果突然开放，心脏便向阻抗很低的血管部位射血而致全身动脉压急剧下降，如此时血容量已经补足，则低血压持续时间不应超过 5 分钟。一旦动脉压恢复，心排血量就会高于主动脉阻断期间。

开放肾下的阻断钳时，乳酸值明显升高，但这种变化无临床意义。在腹腔动脉以上阻断（平均 45 分钟），开放后乳酸可能会额外增加 3.6mmol/L。阻断时间越长，乳酸值越高。在肝脏血流完全恢复和不再继续产生大量乳酸后，乳酸浓度便很快降至正常。

开放后动脉和静脉的 CO_2 水平升高，并反映在呼气末二氧化碳分压（$P_{ET}CO_2$）上。CO_2 主要有两个来源：①有氧代谢的终末产物；②来自再灌注中洗出的有机酸，经碳酸途径缓冲的产物。$PaCO_2$ 升高虽可消除呼吸性碱中毒，但与大量乳酸汇合可使氢离子浓度增加。以前临床上常在开放后使用大量碳酸氢钠如 5％的碳酸氢钠 100～200mL（1～2mg/kg）来缓冲降低的 pH，然而外源性碳酸氢盐缓冲后产生的额外 CO_2 将大大提高 $PaCO_2$ 值，使 $P_{ET}CO_2$ 暂时升高，而 CO_2 易弥散透过细胞膜加重细胞内酸中毒，导致心肌传导和收缩功能紊乱，此时应增加通气量以排除过多的 CO_2。有人主张在阻断中需要碳酸氢钠，最好在开放前给予。

（二）肺保护

升主动脉、主动脉弓和腹主动脉手术时，病人通常仰卧，可常规插管使两肺进行正常通气。但降主动脉手术时需右侧卧位，经左侧开胸将肺压缩显露术野。为满足术者要求可插双腔管，术中行右侧单肺通气和氧合，即下肺用机械通气上肺开放。如动脉瘤压迫气管使之右移，Carlen 双腔管的隆突钩无法骑跨在气管分叉外，则应换用向右侧的 White 双腔管或右单侧单腔支气管插管。

侧卧下单肺通气易导致缺氧，其原因是通气/灌注（V/Q）失调和对缺氧性肺血管收缩（HPV）的干扰等。强效吸入麻醉药和血管扩张药都抑制 HPV。另一方面左肺长时间压缩可导致严重肺损伤和出血，出血量大时可出现大量血性泡沫状黏稠液体自左侧支气管插管口涌出，难以吸尽。此时会损失大量血液和血浆，需注意补充。手术结束后病人改仰卧位，需更换单腔管以利术后通气和吸痰。

此类病人术中应当用脉搏血氧仪监测 SpO_2，连续监测动脉血气。由于 V/Q 已失去匹配，用 $P_{ET}CO_2$ 估计 $PaCO_2$ 并不可靠。心功能不好者需用 PA 导管监测。术后立即摄 X 线胸片观察肺损伤情况，进行机械通气并延期拔管。

（三）脑保护

为了减少和防止脑的缺氧性损害，能不停循环尽量不停，并应尽量缩短停循环时间。经右锁骨下动脉插管的体外循环可以保持脑灌注不停顿，也可以缩短低流量时间和减小低温的深度。

低温是脑保护的主要措施，温度每下降 $1℃$ 大脑 O_2 代谢率（$CMRO_2$）下降 7%，主动脉弓移植术常需在体外循环和深低温停循环下进行，停循环的耐受时间 $30℃$ 时为 8 分钟，$22℃$ 时为 16 分钟，$16℃$ 时可阻断 30 分钟以上。为了缩短停循环时间，可以先进行主动脉瓣替换术和升主动脉近心端的移植，再停循环做主动脉弓或无名动脉的移植吻合术。

脑保护的辅助措施尚有：①增加头部冰枕和冰袋的重点保护；②硫喷妥钠、丙泊酚和氯胺酮对大脑局部缺血有潜在保护作用，在停循环前可在心血管功能允许的前提下适当增加用量；③头低 $30°$ 可以防止空气栓塞；④在深低温停循环前后可给予甲泼尼龙 30mg/kg，以稳定大脑细胞膜，减少溶酶体的释放；⑤在急性缺氧发生 24 小时内给予钙通道阻滞药尼莫地平，以改善神经系统转归；⑥在缺血期要减少或避免葡萄糖的输入，防止神经系统转归的恶化。据报道镁、去铁铵、超氧化物歧化酶、苯二氮䓬类和利多卡因等对大脑都有不同程度的保护。

（四）肾保护

在主动脉手术中和术后，肾功能的保护一般不成问题，首先应补充丧失的液体，保障肾的充分灌注，同时要避免动脉压和心排血量过低。用硬膜外阻滞内脏神经的传入和传出纤维，有利于防止肾输入小动脉的关闭。但即使在肾以下阻断时，肾脏的某些功能也会下降。虽然心排血量可能没有改变，但肾血流（CRBF）、肾小球滤过率（GFR）和尿量均减少 25%～30%。这些改变事先用硬膜外阻滞不能预防，不过肾动脉以下阻断并不会造成永久性损伤。

输注多巴胺 0.5～3μg/（kg·min），通过多巴胺受体可增加肾血流量（RBF）和尿量，但如输注剂量达 3～10μg（kg·min）则只兴奋 $β_1$ 和 $α_1$ 受体，使心率加快和肾血管收缩。目前尚无证据表明，常规使用小剂量多巴胺能改变主动脉手术后肾功的转归。有人主张在阻断主动脉之前 30 分钟给予甘露醇 25g，以增加肾皮质血流促进尿的产生。也有人主张在长时间阻断肾动脉之前 10 分钟肌内注射肌苷 250～500mg，此剂量无毒副作用，动物离体肾的研究有良好治疗效果。

择期性腹主动脉瘤根治术后肾衰发生率 5%，但急症手术可达 18%～20%。有 20% 腹主动脉瘤病人可能发生 1 个或多个肾动脉狭窄。多数医生建议术中保持足够尿量 0.5～1mL/（kg·h）。由于脊髓和肾的热缺血时间为 30 分钟，有人建议经股动脉对肾进行逆行灌注。由于主动脉阻断期间刺激兴奋了肾素-血管紧张素系统，使肾血流动力学恶化，并且在开放后 1 小时仍继续存在，因此，在肾缺血前应用钙拮抗药维拉帕米或肾素拮抗药可减轻上述作用的强度和持续时间。

（五）脊髓保护

脊髓供血的 75% 来自前脊椎动脉，25% 来自后脊椎动脉。此二动脉系统均起源于椎动脉，同时大量接受根动脉供血。供给前脊椎动脉的主要根动脉是椎弓大动脉（Adamkiewicz 动脉），它的起源变异较大（高至 T5，低至 T10），此外，脊髓原有侧支灌注的程度也因人而异，因此切断肋间动脉或腰动脉的支数越少越好。故脊髓的转归常难以预料，令人担心。

（六）血液保护

大血管手术失血多，阻断与开放主动脉时体内血流变动较大，故需监测 CVP 或 PCWP 以评估血容量。主动脉阻断前的失血多为静脉出血，此阶段失血应按晶体液与失血量 3:1 补充，也可补充 6% 羟乙基淀粉或明胶类如万汶或佳乐施。输注 30mL/kg 一般不影响凝血指标。应避免用葡萄糖液，因主动脉阻断后随即发生低氧血症，葡萄糖会增加乳酸生成。

为了保证大量出血的回收，可利用体外循环机回流室作简单回收系统，过滤后再经动脉泵直接从股动脉或颈内静脉快速输回，使之跟上出血量。也可以用洗血细胞机回收洗涤后回输高血细胞比容的红细胞，但后者设备和费用昂贵，不如简单回收系统便捷。回输自体血使大血管手术每人少输库血甚至不输血起到前所未有的节约效果，操作中需注意几个问题：①回收血液时肝素用量应保持较低水平，在回收的吸引装置上每 500mL 生理盐水中，肝素量不要超过 6250U；②术中监测激活全血凝固时间（ACT）并使之＜250 秒，以防术中术后大量渗血；③术中要适时用鱼精蛋白拮抗，并适当使用止血药物；④回输的自体血及库血应当用加温器保温，防止大量冷血使体温骤降甚至导致心室颤动等严重并发症。病人身下最好先放有变温毯保温，使肛温不低于 30℃。

对常温下阻断主动脉的手术，常规给予半量肝素化（200U/kg）以防止血栓形成，但对体外循环下的手术则应全量肝素化（400U/kg），同时给予大剂量抑肽酶或氨甲苯酸（止血芳酸），抑制纤溶系统，保护血小板，减少术后渗血。对局部渗血还可使用医用生物蛋白胶封闭。

大量失血时（1 个血容量以上）会发生凝血病，包括消耗性凝血病或稀释性凝血病，以后者为常见。为区别这两种凝血病需作一系列凝血检查，包括凝血酶原时间（PT）、部分凝血活酶时间（PTT）、血小板、纤维蛋白原及其降解产物（FDP）或栓溶二聚体（D-Dimers）试验等。对 DIC 最特异的试验是 D-Dimers，它可以检出纤维蛋白降解后散落的亚单位。DIC 还表现为低纤维蛋白血症、血小板减少症及 PT 和 PTT 延长。稀释性凝血病也表现为血小板减少症，低纤维蛋白血症及 PT 和 PTT 延长，但 D-Dimer 试验阴性。DIC 的 FDP 虽比稀释性凝血病高，对 DIC 也较敏感，但不如 D-Dimers 试验特异，上述检查可以指导成分输血，如血小板减少症可输用血小板，凝血因子缺乏可输用新鲜冰冻血浆（FFP）和冷沉淀物。冷沉淀物富含Ⅷ因子和纤维蛋白原。

（七）主动脉的紧急手术

遇动脉瘤破裂或主动脉夹层病人急症手术时，麻醉需快速诱导，使外科医生能迅速在破口以上阻断主动脉。因病人有严重低血压，应避免用抑制心血管的麻醉药。紧急时只能进行无创血压、ECG 和 SpO_2 监测。尽快置入粗孔径静脉套管针并立即给病人吸氧，在快速输注胶体液同时给予氯胺酮 1.5mg/kg，继而用维库溴铵 10mg，置喉镜前压迫环状软骨行气管内插管。一旦插管成功，即用纯氧通气直至外科医生控制出血。待血压上升后行动脉穿刺插管监测，此时可注射芬太尼 0.1～5mg 增强镇痛效果，也可吸入低浓度挥发性麻醉药或 N_2O。如情况进一步稳定，则经右颈内静脉插管测量 CVP 或 PA 插管监测 PCWP。

七、术后处理

主动脉手术后的病人需保持血流动力学稳定，有足够的通气氧合和组织灌注及有效的镇痛等。对有严重冠心病（CAD）或其他心肺疾病的病人（尤其是急症），应实施持续重症监测和人工通气。

（1）保持血流动力学稳定：这类病人主要的问题是低血压，其次是高血压及心律失常。低血压尤其是合并心动过速者应积极处理，因为 CAD 病人不能同时耐受这二者，而且易导致心肌缺血。如快速输注晶体液 250mL 或胶体液后，CVP 与血压同步上升，则提示低血压来自低血容量。但低血压也可能来自硬膜外阻滞引起的广泛交感神经阻滞。

如病人用了硬膜外阻滞或术后有足够止痛，高血压非常少见。如出现高血压应考虑其他不常见的原因和导尿管堵塞导致膀胱胀满，引起反射性高血压。在排除其他原因之后可静脉注射 α、β 受体阻滞药拉贝洛尔 5～25mg。

对房颤或少见的室上性心律失常，应积极治疗心动过速（心率＞90 次/min），因为心率快时心房失去充盈，可引起严重低血压和心肌缺血。用小剂量 β_1 受体阻滞药美托洛尔 0.5～1mg 或艾司洛尔 10～20mg，可使心率降至 70～90 次/min。

（2）术后止痛：疼痛是应激的主要成分，控制应激反应可以降低术后心脏发病率，因此减轻疼痛是术后处理的重要部分。一个极端的做法是使用大剂量吗啡和镇静药并使用一夜的机械通气，但病人最终都要脱机，太多的镇静会引起呼吸抑制。

应用节段性胸部硬膜外阻滞可使术后几天得到持续镇痛，能做深呼吸，咳嗽，然后在床上活动。建议在动脉瘤病人术后使用硬膜外吗啡和局麻药来减轻疼痛，一项调查表明术前硬膜外给予吗啡 0.1mg/kg，可使术后肾上腺素和去甲肾上腺素以及血压处于比较低的水平。另一研究表明，硬膜外吗啡可以降低术后心动过速，异位室性心律和心肌缺血的发生率。

胸部硬膜外阻滞与常规阿片类止痛药相比，能使术后肺功能、神经内分泌和代谢反应以及转归得到较好改善。要达到 T_6～T_{12} 或 L_2 相应节段的阻滞，需 0.5％丁哌卡因 4～6mL。这样可使病人靠腿部血容量来代偿内脏的血管扩张，以保持足够的动脉压。

间断肌内注射阿片类药物的效果不充分，不如连续静脉输注吗啡的镇痛效果恒定，但是中枢性和阻塞性呼吸暂停的发生率高于硬膜外阻滞病人。也可用静脉或硬膜外的病人自控性镇痛（PCA），让每人自己掌握阿片类药的实际需要量。

参考文献

[1] 胡永明. 实用临床麻醉技术[M]. 北京：科学技术文献出版社，2017.

[2] 杨晓春. 现代医学麻醉学[M]. 北京：科学技术文献出版社，2017.

[3] 谭志敏. 现代麻醉技术与临床实践[M]. 北京：科学技术文献出版社，2017.

[4] 杨朋朋. 实用临床麻醉技术[M]. 北京：科学技术文献出版社，2017.

[5] 曾因明，姚尚龙，熊利泽. 麻醉学科管理学[M]. 北京：人民军医出版社，2017.

[6] 俞卫锋，石学银，姚尚龙. 临床麻醉学理论与实践[M]. 北京：人民军医出版社，2017.

[7] 阚红莉. 临床麻醉实践技能操作规范[M]. 北京：科学技术文献出版社，2017.

[8] 杨昌明，汪世高，黄杨，刘荣莉，强华贵. 麻醉学[M]. 北京：科学技术文献出版社，2017.

[9] 张许霞. 实用临床麻醉技术[M]. 北京：科学技术文献出版社，2017.

[10] 张中军，张国清，宋晓阳. 临床麻醉技术与研究[M]. 北京：科学技术文献出版社，2017.

[11] 段凤梅. 临床麻醉技术与监测[M]. 北京：科学技术文献出版社，2017.

[12] 陈天霞. 实用临床麻醉学[M]. 北京：科学技术文献出版社，2017.

[13] 李杰. 现代麻醉技术与临床实践[M]. 北京：中国纺织出版社，2017.

[14] 吴亚辉. 现代麻醉技术及临床操作[M]. 北京：科学技术文献出版社，2017.

[15] 陈明. 麻醉学基础与临床实践[M]. 北京：科学技术文献出版社，2017.

[16] 刘淑香，李国芳，苏江涛. 实用产科麻醉技术与护理[M]. 北京：科学技术文献出版社，2017.

[17] 孟庆娟. 妇产科疾病麻醉与诊护[M]. 北京：科学技术文献出版社，2017.

[18] 唐小平. 麻醉技术应用与临床[M]. 北京：科学技术文献出版社，2018.

[19] 叶洁. 现代麻醉学临床精要[M]. 北京：科学技术文献出版社，2018.

[20] 韩永彬. 临床手术麻醉及并发症处理[M]. 北京：科学技术文献出版社，2018.

[21] 解雅英，于建设. 实用临床疑难危重患者麻醉病例解析[M]. 北京：科学技术文献出版社，2018.

[22] 廉爱玲，王丹. 麻醉护理[M]. 北京：人民卫生出版社，2018.

[23] 李文志，姚尚龙. 麻醉学[M]. 北京：人民卫生出版社，2018.

[24] 郑升法. 现代临床麻醉技术[M]. 北京：科学技术文献出版社，2018.

[25] 朱翔，范后宝，张月顺. 临床麻醉与疼痛诊疗[M]. 北京：科学技术文献出版社，2018.

[26] 韩如泉，李淑琴. 神经外科麻醉手册[M]. 北京：北京大学医学出版社，2018.

[27] 韩如泉，王保国，王国林. 神经外科麻醉学[M]. 北京：人民卫生出版社，2018.

[28] 王晓鹏，刘键，邢宏萍. 临床麻醉操作及疼痛治疗[M]. 北京：科学技术文献出版社，2018.

[29] 王文法，刘睿. 心血管临床麻醉与新进展[M]. 北京：科学技术文献出版社，2018.

[30] 孙宗建. 临床麻醉技术[M]. 北京：科学技术文献出版社，2018.

[31] 孙文波. 实用妇产科麻醉[M]. 北京：科学技术文献出版社，2018.

[32] 郑孝振. 现代临床麻醉与复苏[M]. 北京：科学技术文献出版社，2018.

[33] 刘志奇. 麻醉诊疗常规与护理[M]. 北京：科学技术文献出版社，2018.

[34] 马淑敏. 麻醉与疼痛治疗[M]. 北京：科学技术文献出版社，2018.

[35] 宗银东. 小儿麻醉技术[M]. 北京：科学技术文献出版社，2018.